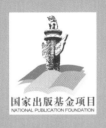

国家出版基金项目
NATIONAL PUBLICATION FOUNDATION

Book Series of Intangible Cultural
Heritage in Northeast China
**Folk Sports and Traditional
Medicine**

东北非物质文化遗产丛书

刘铁梁　王凯旋　主编

「十三五」国家重点图书出版规划项目

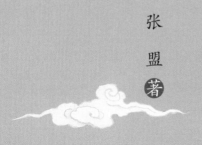

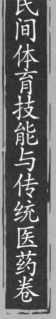

民间体育技能与传统医药卷

张　盟　著

东北大学出版社

ⓒ 张 盟 2018

图书在版编目（CIP）数据

东北非物质文化遗产丛书. 民间体育技能与传统医药
卷 / 刘铁梁，王凯旋主编；张盟著. — 沈阳：东北大
学出版社，2018.2
　　ISBN 978-7-5517-1829-5

　　Ⅰ. ①东… Ⅱ. ①刘… ②王… ③张… Ⅲ. ①非物质
文化遗产—介绍—东北地区②传统体育项目—介绍—东北
地区③中国医药学—医学史—东北地区 Ⅳ. ①G127.3
②G85③R-092

　　中国版本图书馆 CIP 数据核字（2018）第038055号

出 版 者：东北大学出版社
　　　　　地址：沈阳市和平区文化路三号巷 11 号
　　　　　邮编：110819
　　　　　电话：024-83687331（市场部） 83680267（社务部）
　　　　　传真：024-83680180（市场部） 83687332（社务部）
　　　　　网址：http://www.neupress.com
　　　　　E-mail:neuph@neupress.com
印 刷 者：辽宁新华印务有限公司
发 行 者：东北大学出版社
幅面尺寸：170 mm × 240 mm
印　　张：14
字　　数：244 千字
出版时间：2018 年 2 月第 1 版
印刷时间：2018 年 2 月第 1 次印刷
选题策划：郭爱民
责任编辑：孙德海　周　朦　汪彤彤
责任校对：项　阳
装帧设计：Amber Design 琥珀视觉

ISBN 978-7-5517-1829-5　　　　　　　　　　定　价：60.00 元

总 序

　　由我国著名的民俗学与文化人类学专家、中国民俗学会副理事长、北京师范大学博士生导师刘铁梁教授，辽宁省民俗学学科带头人、辽宁社会科学院文化学研究所所长王凯旋研究员共同主编的《东北非物质文化遗产丛书》共10卷，各分卷依次为：民间文学卷、民间礼俗卷、民间信仰卷、民间服饰卷、民间岁时节日卷、民间手工技艺卷、民间建筑技艺卷、民间表演艺术卷、民间饮食技艺与习俗卷、民间体育技能与传统医药卷。这套丛书已经被列为"十三五"国家重点图书出版规划项目，它的出版填补了国内学术界和出版界有关东北地区历史文化发展长河中非物质文化遗产研究领域的一项空白，是对东北地区社会历史、社会民俗与社会文化的一项带有总结性的学术研究成果。丛书的作者中荟萃了北京师范大学、辽宁社会科学院、辽宁大学和辽宁师范大学等单位长期从事历史文化与社会风俗研究，尤其长于东北地方历史文化研究的专家学者。所有作者均为在所著专题方面学有专长的学者、教授和博士。

　　东北地区地处我国的东北边陲，其历史文化表现为独特鲜明的边塞文化特点。辽西红山文化的发现，证明了辽宁地区或东北地区为我国远古文化的发祥地之一。从先秦至明清，东北各民族同胞的历史文化一脉相承，在清代时达到了历史的高峰。中原文化的传入及其与东北当地文化的融合，铸就了中华民族独特的灿烂辉煌的东北地域文化，其中既有物质文化成就，亦有非物质文化成果。然而，就学术界和文化界而言，总结东北人民这份珍贵的非物质文化遗产工作，却做得少之又少，这与东北地区历史上长期存在并发展的地域民族民俗文化和社会物质精神文化的成果及事实存在相比，是极不协调、极不相称的。对东北历史文化的描述还仅停留于个别事件的宏观概括和简单叙述，还只是就政治及军事沿革的一般考察，而对于诸如东北地区民风民俗和民间文化的全景式与整体性的研究论述则至今阙如。个别的文字记载和描述也多为对某一方面或某一地区简单现象的罗列，且常常重复、零散与口头化，民间自发的口口相传的口述史实居多。即便如此，对这些口述史实记载或传承的个体也是零散的与非文字性的，东北非物质文化遗产所面临的最突出问题是文字史料留存极少，现有的文本介绍与文字出版也多是零散而不系统的。与之形成鲜明反差的是，东北地区大量存在并经由历史长期流变而以物态化和非物态化形式存续的文化遗产内容却是极其丰富翔实的，这是一笔不容遗失的"祖业"，是千秋财富。为了传承历史、面对未来，我们有必要、有可能也有条件对东北非物质文化遗产作全面系统的整理、保存与传承。这是学人的重任，也是出版人的重任。

这套丛书从提出选题创意到否定选题，再到提出新的选题视角，到再次补充、修订和完善，经过反复多次的研讨和论证，最终确定了10个最具代表性的研究专题。它们代表了或在相当程度上代表了东北非物质文化遗产所应涵盖和阐述的内容，几乎每卷都是首次系统地总结了该卷所要和所应论及的内容，有些内容的阐释具有填补空白的意义。

《东北非物质文化遗产丛书》突出而鲜明的特色，是它的地域性、民族性与兼容性，而这是以往任何一部介绍东北历史文化的论著都难以或无法达到的。在党中央、国务院作出关于振兴东北老工业基地重大决策部署的时代背景下，抢救和传承东北非物质文化遗产、铸就东北文化软实力、提升东北人民的文化自信，是我们组织撰著和出版这套丛书的直接动力。

这套丛书与目前其他省份已问世的"非遗"丛书的显著区别在于，上述10卷内容没有泛泛而谈衣食住行和婚丧嫁娶等一应民俗事项，而是充分关照了东北地域文化与民族文化特点，如民间礼俗、民间手工技艺、民间建筑技艺、民间体育技能与传统医药等。诸如此类，都体现了东北"非遗"丛书鲜活的地域特色与民族风情。

《东北非物质文化遗产丛书》的撰著和出版是一项筚路蓝缕性的文化

工程，它对于正在进行的东北文化振兴将作出具有历史意义的贡献。尽管它仍会存在一些不尽如人意之处，宏大的东北非物质文化遗产也绝非10卷本300余万字所能涵盖的，但作为全景式、广角度展现东北"非遗"的开山之作，我们仍然积极期待它的出版问世。这套丛书的撰著和出版，体现了创新精神、严谨态度和科学论证，是做了前人所未做的事。它在一个历史阶段上完成了对东北地区非物质文化遗产的历史性学术总结。

王凯旋

2018年2月

前言

传统体育及其主要特点

体育本身是文化的载体，现代社会影响力最大的奥林匹克运动就带有丰富的文化信息，竞技只是其中的一部分。而民族传统体育更是通过其外显的肢体动作所蕴含的民族特点、意识、情感、文化价值、精神理念，来表达特定地域群众世代相传的精神文化信息，比如：蒙古族的摔跤、赛马、射箭，朝鲜族的秋千和跳板，满族的珍珠球等。2006年5月20日，国务院公布我国第一批国家级非物质文化遗产名录，将武术等多项民族体育项目收录其中，明确表明了民族传统体育属于非物质文化遗产。

非物质文化遗产对于人类具有举足轻重的意义。从文化哲学的角度来说，"人是一种文化的存在。通过文化，人类在不同层面和视角中确认着自己的本质。"作为文化一部分的非物质文化遗产，本来就是人类存在的一种形式。保护非物质文化遗产不仅仅是为了过去，更重要的是为了现在和将来。

2006年公布的第一批国家级非物质文化遗产名录，将非物质文化遗产分为十大类，即：民间文学、民间音乐、民间舞蹈、传统戏剧、曲艺、杂技与竞技、民间美术、传统手工技艺、传统医药和民俗。遗憾的是，民族传统体育并没有以独立的形态进入名录。2008年6月7日，在《国务院关于公布第二批国家级非物质文化遗产名录和第一批国家级非物

质文化遗产扩展项目名录的通知》中，将原来第六项"杂技与竞技"更
名为"传统体育、游艺与杂技（杂技与竞技）"。这是我国首次在非物质
文化遗产保护名录中采用"传统体育"的名称。这不仅能突显民族传统
体育的价值，而且有助于更全面地理解民族传统体育文化的精髓，推动
民族传统体育非物质文化遗产的保护。

我国东北地区是少数民族聚居的地方，主要居住着满、蒙古、朝
鲜、回、达斡尔、鄂伦春、赫哲等少数民族。在这块地域辽阔、富饶神
奇的土地上，蕴含着丰富多彩的文化资源，是中华民族灿烂文化的重要
组成部分。东北地区特殊的地理环境、生产生活方式和宗教信仰造就了
多姿多彩、风格迥异的民族传统体育文化；它以独特的民族性屹立于中
华民族体育之林，极大地丰富了中华文化。各少数民族在漫长的历史文
化发展过程中，构筑了各种各样的传统体育活动方式。其内容丰富，形
式多样，风格独特，具有很强的健身性、娱乐性和观赏性，已成为生活
中不可缺少的内容之一。在经济社会全面发展的今天，我们挖掘、整
理、研究具有悠久历史和民族特色的东北少数民族传统体育，对于增进
各民族间相互了解和相互尊重，促进民族团结、民族体育的快速发展和
社会进步，具有重要的现实意义。

传统医药及其主要特点

我国传统医药是与古代社会文化密切相联的医学实践，在现代医学

出现之前就已存在了。传统医药的实践因不同国家传统文化继承性的差别而显示出多样化。

经济全球化的发展在带给人们舒适生活的同时，也悄悄地改变了人们的行为习惯和价值观念。伴随着经济全球化而来的西方文化渗透并影响着人们的思想观念，一些传统文化被逐步边缘化，使得与特定的传统文化密不可分的传统知识尤其是传统医药知识面临衰亡。如果不对传统文化加以保护，最终将导致传统资源失去传统的生活方式与行为方式，失去一个民族固有的特征。

2006年5月，我国第一批国家级非物质文化遗产名录颁布，传统医药类项目作为第九大类进入名录。2014年7月，文化部办公厅发布《关于公示第四批国家级非物质文化遗产代表性项目名录推荐项目名单的公告》，公布认定后的"非遗"项目298项，其中含传统医药项目12项。与此同时，各省、市、区、县的传统医药非物质文化遗产认定工作也相继展开。

东北地区作为少数民族聚集的主要区域之一，有着独特的自然和社会环境；其文化和地域特点决定了中医药的历代传承有着独特的魅力，在近代中国医学史上曾一度发挥了重要作用。然而，在积极推进传统医药项目"申遗"的同时，也遇到过不少困惑甚至是困境，引发我们做如下思考：

"文化"和"经济"之间的思考。在现实中我们不难发现，虽然非物质文化遗产所蕴含的中华民族特有的精神价值、思维方式、想象力和文化意识是维护我国文化的基本依据，但随着全球化趋势的增强和现代化进程的加快，我国的文化生态发生了巨大变化。非物质文化遗产受到越来越大的冲击，一些依靠口授和行为传承的非物质文化遗产正在不断消失，许多传统技艺濒临消亡，大量有历史价值、文化价值的珍贵实物与资料遭到毁弃。加强我国非物质文化遗产保护已经刻不容缓。

在医疗卫生领域，受当今经济大潮的冲击，一些中医院办院困难，不得不放弃那些为群众所欢迎的治疗方法，例如：放弃小夹板修复骨折法而采用手术方法；不重视中医治疗心血管疾病的研究，而转向介入治疗。原因很简单，后者的经济效益更好。显而易见，这样会导致两个后果：一是传统、有效、简便的中医传统治疗方法逐渐失传；二是医药和治疗费用成倍增长。这值得我们深入思考和反省，尤其是在制定一些政策时加以考量。

2007年6月5日，文化部公布了第一批国家级非物质文化遗产项目代表性传承人名单。在民间文学、杂技与竞技、民间美术、传统手工技艺、传统医药等五大类226位代表性传承人中，传统医药类共有29人入选。他们中间，年龄最高的91岁、最低的45岁，平均年龄已经达到70岁。这说明了遴选非物质文化遗产项目代表性传承人的紧迫性。

"濒危性"与"优秀性"之间的思考。首先要澄清一个误区。很多人一提到"非遗"，就会有古老、濒临失传的印象。但提倡"非遗"的本意并不在此。有一部分"非遗"项目的确存在岌岌可危、不抓紧时间保护和传承就有可能永远消失在历史长河中的危险。更多的非物质文化遗产实际上是在长期的历史文化竞争中的胜出者，具有巨大的经济、文化、政治、思想、技能等价值。就像我们的国粹中医，眼下的发展虽然遇到了一些困难，但其向全世界的传播正在积极进行中，每年由此创造的就业机会、经济效益也是很可观的。

今天，非物质文化遗产借助市场这一载体，完全能够实现凤凰涅槃，走出一条良性的内生性的发展道路。一位国家中医药管理局原副局长曾经说过，"非遗"项目有两种：一种是亟待保护项目；另一种是优秀项目。中医针灸就是以优秀项目入选世界"非遗"名录的。

传统医药和现代科学有些不同之处，其实质在于科学和玄学之争。我们在宣传符合科学的中医文化的同时，也要提示，有些我们认为时下属于"玄学"的内容里也许蕴含着某些现在科学还无法明了的"未来科学"的成分。如果一概废止，就可能出现倒掉洗澡水时连孩子也一同倒出去的尴尬。关键是如何去伪存真。我们认为，应宣传成熟的、被认识比较清楚的；要摒弃"我们不认识的就是错误的"思路，可以暂时把那些问题搁置起来，慢慢研究，以待将来探明。科学是我们应当追求的，但不应当绝对化。很多知识分子认为，科学是不可逾越的绝对真理。殊不知，真正意义上的科学是现在我们认识到的相对真理，它应该是也必然是不断进步和发展的。现代医学发展史上的很多失败、教训，不正在为我们的临床提供着很多启示吗？我们坚信，中医行之有效的但无法为现代科学所解释的方法中，一定还蕴含着某些不为现代科学所认识的科学成分。

目前正值我国民间传统医药文化遗产大变革、大发展的时代，对民间传统医药文化遗产所受到的影响和未来的发展态势应予以翔实的剖析。这无论是对中国传统医药民间文化遗产的长远发展，还是对传统医药民间文化遗产的保护在具体工作中的突破，都具有积极的指导作用。

著者

2018 年 1 月

目　录

第一章　东北民间体育技能与传统医药概述

上篇　东北民间游艺、传统体育与竞技

第二章　东北民间游艺

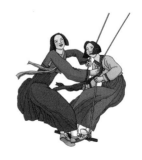

第三章　东北民间传统体育

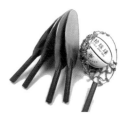

第四章　东北民间竞技

下篇 东北民间传统医药

第五章 东北民间正骨

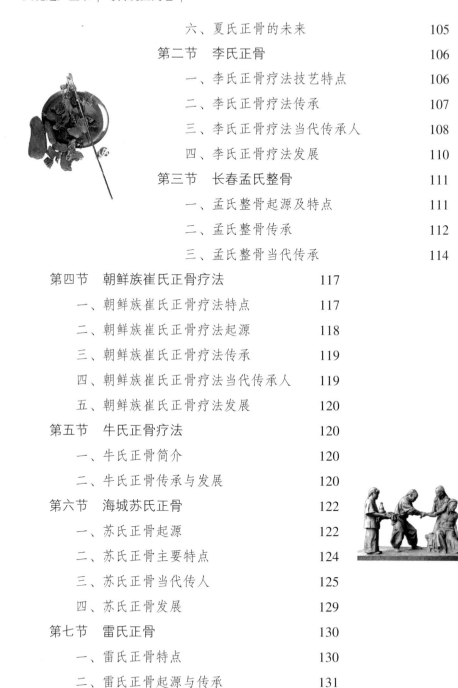

第六章　东北民间按摩针灸疗法

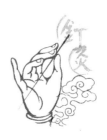

第七章　东北民间传统药剂

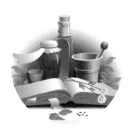

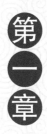

第一章

东北民间体育技能与传统医药概述

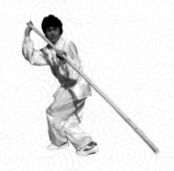

　　国家级非物质文化遗产名录共收录民间文学、民间音乐、民间舞蹈、传统戏剧、曲艺、杂技与竞技、民间美术、传统手工技艺、传统医药和民俗十大类"非遗"项目。这些项目有着悠久的历史传统，根植于民间沃土，深受人民欢迎。本书以东北地区传统体育与竞技、民间传统医药为研究对象，探讨相关问题。

　　作为非物质文化遗产的民族传统体育，不同于一般的现代体育，它往往与一定的节庆仪式、民间风俗联系在一起，带有更多的娱乐性和群众性，参与面很广，成为了特定群体内人们精神文化的一部分。对于民族传统体育，休闲性、参与性和文化性始终占据重要的地位，是体育运动的核心追求。搞好作为非物质文化遗产的民族传统体育，不仅有助于强身健体，丰富体育项目，而且可以保护民族文化传承与多元性，增强民族凝聚力。

　　2006年，国务院公布第一批国家级非物质文化遗产名录，传统体育并没有以独立的形态进入名录，其中与本书内容相关的主要有朝鲜族秋千、跳板。2008年，国务院公布了第二批国家级非物质文化遗产名录和第一批扩展名录，将原来的第六项"杂技与竞技"更名为"传统体育、游艺与杂技"，满族珍珠球、赵世魁戏法被列入其中。这是我国首次在非物质文化遗产保护名录中采用"传统体育"的名称。这不仅能突显民族传统体育的价值，而且有助于更加全面准确地理解民族传统体育文化的非物质文化遗产精髓。

　　随着世界经济一体化和全球化的发展，非物质文化遗产作为我国多民族传统文化遗留下的表现方式，受到了强势的西方现代工业文明及信息社会价值观念的冲击，其消失速度不亚于环境恶化下物种的消失速度。目前，东北地区非物质文化遗产中民族传统体育项目有不少正在淡出历史舞台。民族传统体育衰落并不是单一的文化现象，它与特定地域文化生态环境的变异有着密切的联系。除此之外，人们对民族传统体育内涵的认识还不统一，特别是民族传统体育与杂技、舞蹈、游艺的区别还不是十分清晰。民族传统体育不同于现代体育的地方就在于：传统体育是经过时代传承的，反映特定群体文化和社会属性的体育活动。体育具有自身的特点，民族传统体育是体育的一种，所以它区别于舞蹈、杂技和游艺的地方就在于其"竞技性"、"健身性"、"社会参与性"与"文化性"。

民族传统体育是我国非物质文化遗产宝库中的重要组成部分。随着人类物质文明的不断进步，民族传统体育带给人们的精神文化享受会越来越受到重视。

《世界卫生组织2002—2005年传统医学战略》指出："传统医学是传统中医学、印度医学及阿拉伯医学等传统医学系统以及各种形式的民间疗法的统称。"传统医学疗法包括药物疗法（如使用草药、动物器官或矿物）和非药物疗法（在基本不使用药物的情况下进行，比如针刺疗法、手法疗法及精神疗法）。在主要卫生保健系统基于对抗疗法或传统医学尚未纳入国家卫生保健系统的国家，传统医学经常被称为"补充"、"替代"或"非常规"医学。

民族医学是指少数民族的传统医学，它是藏医学、蒙医学、维吾尔医学等各民族传统医学汇总在一起的一个学术总称和工作定义。从理论上讲，每个民族在历史上都有自己的医药需求和医药创造，民族医学是各民族从实际的生产、生活中积累起来的医药知识和防病治病经验。根据历史文献和当代发掘整理情况，大致可分三类：

第一类是过去有文字、有文献的少数民族的传统医学，他们的医药知识积累比较丰富，如藏医学、蒙医学、维吾尔医学、傣医学、彝医学、朝鲜医学、回医学、哈萨克医学、纳西医学等。近20年来，这些民族医学的医疗、教学、科研、药品开发均有不同程度的进展。

第二类是过去没有文字，但民间的口述医学资源非常丰富，发掘整理工作成效显著，发掘整理的成果用汉文编著了民族医药概论、医学史、药物学，临床能力有所恢复的少数民族的传统医学（如壮医学、苗医学、瑶医学、土家医学），等等。

第三类是人口较少的少数民族的传统医学，他们的传统医学资源尚未被系统地发掘整理。

非物质文化遗产与物质文化遗产和自然遗产相互依存，不可分割。它们都是人类发展的根、社会持续发展的源。文化是维系物质世界的纽带、社会存续的血脉、民族精神的灵魂。非物质文化遗产保护是文化多样性的熔炉，又是可持续发展的保证。传统医药是传统文化的组成部分。它是文化广角的一角，是文化母体在医学领域的历史成果。它有物质文化的一面，也有精神文化的一面。它对人体生命的认识和探索、对疾病的预防和治疗，各有蹊径，自成一家之言。同时，它又受到当代自然观、世界观、生命观的影响和制约，成为哲学实践的一种延伸。这样，就使传统医学从非物质文化遗产保护中充分受益，受到文化视角的关照和保护。

传统医药只要以活态存在，就有强大的再生能力。如民族民间医生，只要允许他们执业，给他们提供必要的生存条件，他们就可能与时俱进，不致消失。传统医药在现代社会面临的挑战，一般有三种情况：一是因本身医术落后、疗效不佳而被自然淘汰；二是面对西医和中医的包围挤压而竞争失势；三是被政策性消灭，如日本明治维新之后政府不允许汉方医生执业，使汉方医生被挤出历史舞台。在世界近代史上，这三者相互作用，加速了传统医药的消失。因此，我们必须全面贯彻落实"保护为主，抢救第一，合理利用，传承发展"的基本方针，使这一非物质文化遗产得到保护和合理利用，并不断发展，这就是生产性保护。目前，传统医药继承发展中的功利主义比较严重，发掘整理急功近利，对传统医药的疗效过于苛求，不少地方把注意力集中于药物开发的经济效益，而忽视其保健价值和文化意义。有时对传统医药资源随意滥用，过度开发，最终导致其自我贬值、自我毁弃。为了全面深刻地认识传统医药非物质文化遗产的意义，对于人口较少的少数民族传统医药，对于某些存在不同意见的传统医药，应采取"刀下留人"的宽容态度，保留其本来状态，实行生态型保护措施，以便留有余地，为日后深入研究、合理取舍留下机会。

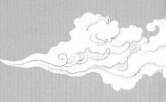

上篇

东北民间游艺、传统体育与竞技

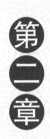

第二章

东北民间游艺

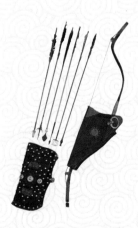

第一节　赫哲族叉草球

一、叉草球发展历史

叉草球源于赫哲族的渔业生产，历史悠久，流传广泛。比赛在长数十米、宽8米的场地进行，场地上架设7个类似羽毛球项目的栏网。双方队员手持鱼叉接草球，并用手将球抛过网。球落地，则进攻方前进，另一方后退，以此决出胜负。赫哲族人善于捕鱼，尤善叉鱼。叉草球是为培养孩子们叉鱼的兴趣和技巧而开展的一种集娱乐和提高渔猎生产技能于一体的体育活动。叉草球原来是将一个草球扔到水里，一个人用长杆在水中拨打草球，使其在水中游动，参加者用叉来叉水中的草球，叉到即获胜。后来是让草球在草地上向前滚动，参加者掷叉将其叉住，以叉中多少定胜负。还有一种方式为射准，在地面竖一草靶，参加者站在5~10米外，投掷鱼叉射靶，每人投掷5次，以投中草靶多者为胜。

二、叉草球继承和发展

现在的叉草球活动已发展成为有标准场地、器材和一整套规则的赫哲族体育竞赛项目。叉草球比赛在一块有6个相连的标准场区（每个长9米、宽8米）和两端无限延长的狭长空地上进行。空地由一条中线划为两边各有3个标准场区和一端无限延长的场区。中线和另外6个场区横线上与地面垂直设置7道栏网，网长8米、宽0.5米、垂直高度2.2米。竞赛时，参赛人数不限，可多可少。分成两个队，人数相当。每个队选出一名指挥，参赛者每人手持一把叉。比赛开始时，双方队员在场地中线两侧的场区站好后，由先获发球权一方的一名队员将草球掷向对方。对方若叉不中来球，则要向后一场区后退，掷球一方向前推进，拾球再掷。对方若叉不中，则再退；若叉中来球，则双方交替互叉。如此反复，直至一方将草球掷落于对方无限延长的决胜区内。草球落在哪一方无限延长区，哪一方即为负者。比赛采用三局两胜制。

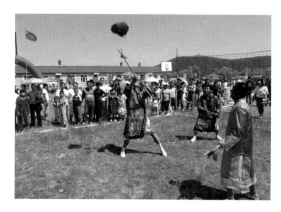

图2-1　赫哲族叉草球比赛

第二节　满族欻嘎拉哈

一、嘎拉哈由来

关于欻嘎拉哈的由来，民间有很多版本，其中有两种版本流传比较广泛。其一，清太祖努尔哈赤率八旗子弟进攻宁远（今辽宁兴城）时，由于作战时间较长，士兵们免不了产生思念故土、思念亲人的情绪，特别是行军打仗之余，情绪更加低落。努尔哈赤就让人把吃过的猪羊嘎拉哈收集起来，送进军营，和士兵们一起玩耍。因为有了娱乐活动，士兵们士气大增。其二，大金国开国皇帝完颜阿骨打的四儿子金兀术，从小就想成为一个智勇双全的盖世英雄，可是一连找了几个老师，都因为老师教他的只是跑跳、射箭、舞刀等"平常"功夫而将老师辞退了。后来，他在深山里遇到了一位仙人，请求仙人把自己变成一个盖世英雄。仙人说："只要你能撵上一只狍子，取出它的嘎拉哈，我就让你成为世间最灵巧的人；只要你能射死一头野猪，取出它的嘎拉哈，我就让你成为世间最有胆量的人；只要你能杀死一头黑瞎子，取出它的嘎拉哈，我就让你成为世间最有力气的人。"金兀术为了能成为盖世英雄，苦练功夫。几年后，他撵上了狍子，射死了野猪，杀死了黑瞎子。当他拿着三只野兽的嘎拉哈来见仙人，求仙人把他变成盖世英雄时，仙人哈哈大笑，说："你已经成为盖世英雄了。"后来，金兀术果然成了大金国的盖世英雄，嘎拉哈也成了人人喜爱的玩物。再后来，经过不断演变，欻嘎拉哈渐渐成为家庭妇女和女孩子们的专有游戏。

二、欻嘎拉哈现状

在东北地区，年龄大的人一般都看过欻嘎拉哈游戏。尤其是冬季，外面寒风刺骨，孩子没地方去玩，大人也没事情做，只好聚在屋里，脱了鞋，上炕欻起嘎拉哈。

提起欻嘎拉哈游戏，一些人不以为意，认为这不过是一个简单的游戏而已。随着经济的发展、科技的进步，高科技电子玩具层出不穷，欻嘎拉哈游戏在城市里逐渐消失，甚至在农村也有消失的可能。

欻嘎拉哈是满族人一项古老的体育竞技活动，历史久远，民族特色鲜明，至今仍在民间流传。嘎拉哈是用猪、羊、狍子等动物后腿中间接大腿骨的部分做成的。其中用狍子腿胫骨做的嘎拉哈小巧玲珑，为上品。通常，嘎拉哈都涂有颜色，红的、黄的、绿的，等等，非常鲜艳。嘎拉哈为六面体，上下前后四个面分别称作"背儿""坑儿""真儿""轮儿"。

满族是马背上的民族，勇敢彪悍，狩猎是他们获取食物和财富的主要手段之一。人们将打猎得来的野猪、山羊、狍子等大牲口宰杀后，取出嘎拉哈积攒起来，供闲暇时欣赏玩耍。后来，嘎拉哈就成了人人喜爱的一种游戏玩具。玩嘎拉哈也被叫作欻嘎拉哈。

史书上记载，至少在春秋战国时就有人铸铁嘎拉哈了，而后其他朝代也有铸铜嘎拉哈的。由于金属嘎拉哈太重，于是满族人利用牛、猪、羊、鹿等动物后腿上连接大腿和小腿之间的轴心骨来玩，称之为嘎拉哈，也称噶什哈。

嘎拉哈最早是用来占卜的，清太祖努尔哈赤就曾用牛嘎拉哈进行占卜。他把牛嘎拉哈从大帐中往外踢，如果"真儿"朝上，就出征，而且能打胜仗；若其他面朝上就不出兵。嘎拉哈也曾作为货币流通过，还有人做玉嘎拉哈挂在幼儿的脖子上以显示荣耀。满族民间欻嘎拉哈是满族先人在历史发展中发明的。欻嘎拉哈作为民间游戏由于源于大众，土生土长，容易被老百姓接受和传播，所以流传极广，甚至在清入关后遍布中原。欻嘎拉哈还要用到布口袋。布口袋用6块同样大小而不同颜色的布缝在一起，里面装苞米楂子或黄豆。玩嘎拉哈时，把口袋向上扔起，然后凭记忆去抓相同的嘎拉哈，并在口袋落下时接住。

玩嘎拉哈的方法很多。小男孩玩的叫打嘎拉哈，把嘎拉哈三五个一堆或更多的堆在地上，用自己的一枚嘎拉哈打堆好的嘎拉哈，打中者把一堆都拿走，打不中者就往堆上放一枚。女孩则在炕上欻嘎拉哈，计分。先把嘎拉哈的四个面各翻一遍，各面得分不同，最后合计分数，以分数最高者为胜。

现介绍嘎拉哈的几种玩法。

抓：将嘎拉哈撒在炕上，手拿小布口袋向上抛去，迅速翻手抓起两个或数个相同面的嘎拉哈，再将小布口袋接住，计分，积分多者为胜。这种玩法多为妇女和女孩使用。

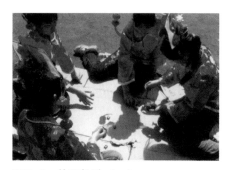

图2-2 欻嘎拉哈（一）

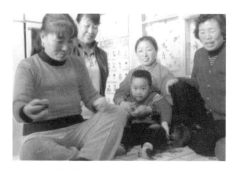

图2-3 欻嘎拉哈（二）

弹：人分两组，轮番上场。先将所有的嘎拉哈撒在炕上，把"真儿"拣出来归弹者，再"坑儿"对"坑儿"弹，"背儿"对"背儿"弹，"轮儿"对"轮儿"弹。弹中得一个嘎拉哈，弹出"真儿"得两个嘎拉哈，弹不中或碰到别的嘎拉哈为"坏了"，最后以得嘎拉哈多者为胜。这种玩法多为全家共同参与时使用。

此外，还有"抢暴子""大把抓""赶羊"等玩法。

欻嘎拉哈集游戏、健脑、竞技于一体，承载着远古的生活信息和古老的民间传统文化，现已列入《黑龙江省省级非物质文化遗产名录》。[①]

① 宋宏伟：《黑龙江省非物质文化遗产名典图录》，97页，哈尔滨，黑龙江人民出版社，2010。

第三节 满族踢行头

踢行头这种游戏活动始于商、周时代，由满族人的祖先肃慎人兴起。

踢行头刚开始并没有游戏规则，随意性很强。明末，女真人兴盛起来，踢行头这项活动得以传承，成为原始的娱乐活动。如果两个部落遇到一起，就互相竞技，从山上踢到山下，又从山下踢到山上，直到把球踢进对方的栅栏内则为胜利。这项活动后来成为满族人过年必举行的一项活动。在踢行头之前，须摆好供品祭拜山神和树神，由氏族长主持拜山神仪式，再开始饮酒欢歌，而后摆阵踢行头。

踢行头比赛一般会选在江河冰上或旷野的开阔地上。踢时画3道横线为界。设3名裁判，每人执一根木杆，立于线上。双方中任何一方将行头踢入线内，裁判手中木杆即刻落下，判为得分，得分多的为胜方。比赛时双方列队于线上，一方开球，另一方则横立于线上阻挡，如同现在踢足球中罚任意球时的"人墙"。开球后，一方准备进攻，另一方竭力阻挡，双方来往冲"墙"，非常激烈，表现了满族彪悍、机智、灵活的民族性格。比赛时双方在场地旁各备牛、羊、猪和各种野味、年糕、豆包等食品，并点燃篝火助阵。赛后，负方将酒席送给胜方，双方在篝火旁烤肉饮酒，嬉笑歌舞。

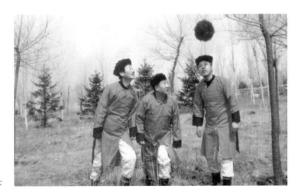

图2-4 踢行头

第四节　舞中幡

幡是旗的一种，尺寸有大小之别。中幡是装饰华丽，既具有仪仗特色又用于比赛的一种旗帜。中幡起源于皇室仪仗队的旗杆，后舞中幡演变成民间庙会中的表演节目。耍中幡、舞中幡是民间传统杂技项目。中幡的主干是一根长10米的竹竿，竿顶悬挂一面0.5米宽、5.5米长的长条锦旗，旗的正面绣有祝福语句和吉祥图案，反面有时绣上表演团体的名称，因此又称标旗。舞中幡分为单练、双人对练和集体练，动作有50多个。舞中幡和摔跤都是很需要技巧的运动，要学会借力。

据记载，1928年北平白云观的中幡上有8个"挂幡旗"，幡旗的三周边有火沿，幡顶插着三角旗。1936年，河南安阳观台镇演出的"山东济宁州孔氏中幡"，动作有"左右盘肘""左右担肩""上膝盖""上头顶""孙膑下山"等。"孙膑下山"的表演是将中幡由头部逐次颠落至后背，直至尾椎骨上停住，中幡竖在那里，艺人弓腰张背向前扭着行走，中幡摇晃而不倒，江湖人称"老虎大绞尾"。

民国初年，北京天桥的撂地场中即有河北保定人来此耍中幡，这人便是王小辫。他是天桥耍中幡的鼻祖。后来传艺给宝善林，师徒二人久占天桥。道具是一根长毛竹竿，竿端有幡伞，伞端有两串三角小旗，伞四周挂着一些小铃铛，伞下挂着一条上写"晃动乾坤"4个大字的长幡旗，旗周边镶着火沿。表演的技巧有"朝天一炷香""霸王举鼎""浪子踢球""老虎大绞尾"等，以稳、准、脆、帅而名噪天桥。

民国时期成立的"吴桥兴旺马戏团""长胜刀山班"都有舞中幡的表演。

中华人民共和国成立后，由于诸多原因，这个节目逐渐失传。改革开放以来，舞中幡节目在国内众多老艺术家的努力挖掘下重现，并被移植于现代杂技舞台上，其先行者就是享誉国内外的齐齐哈尔马戏团。他们表演的舞中幡始创于1978年。经过近10年的艰苦探索，该节目参加了1987年第二届全国杂技比赛。这是该项节目第一次参加国家级大赛，应该说是舞中幡的一次质的飞跃。之后，齐齐哈尔马戏团表演的舞中幡又相继参加了"中国首届艺术节""第三届全国杂技大赛"等比赛并获得殊荣。

经过多年探索，齐齐哈尔马戏团的舞中幡节目由传统的二人一幡、二人双幡、四人四幡发展到八人八幡以上的群幡表演。表演形式的变化促进了技巧的提升。在"滚龙幡""踢幡过顶落后腰"等动作的基础上又发展了"带幡前空翻""带幡后提""后传脑件儿""脑件儿砸脖反脑件儿""勾脖上顶、转肩云里翻""六人罗汉造型"等比较高难的动作，使原本古色古香的节目由单纯的力量型转化为力、技、美合一的新的表演形式。

纵观齐齐哈尔马戏团舞中幡的发展过程，其之所以能不断提高和发展，是因为他们有一种探索、求实、创新的精神。首先，他们大胆地改革了表演形式，将大量的静止动作变为动静合一的动作。把大量的"毯子功"和"翻跳"融合于幡的抛接之中，使单纯的力量型节目在技巧上有了质的突破。其次，在道具的改革上下功夫。中幡高7米，重近30千克，这阻碍了新技巧的突破。他们经过反复研制，在道具的材质和制作方法上下功夫，在保证中幡外形不变的情况下，减轻了中幡的重量，因此"带幡前空翻""带幡侧空翻""脑件砸脖"等高难动作才得以完成。

实践证明，传统杂技节目的生命在于创新。自齐齐哈尔马戏团的舞中幡在第二届全国杂技比赛中首次亮相后，全国众多兄弟剧团都恢复了此项节目的训练。到第三、四、五届全国杂技比赛时，长春、沧州、北京等地的一些杂技团体都有此类节目参赛。一个沉睡于艺术宝库中的传统节目，一经挖掘就迅速兴起。由于表演形式的变化，产生了许多新的技巧。例如，"带幡前空翻"这个动作是借鉴了京剧武行的出场；但京剧武行出场时，手持的刀枪长不过2米、重不过2.5千克，空翻对演员的影响不大，而在中幡表演时，空翻过程既要保持幡的平衡，又要求幡随着身体转动360°，完成这个动作不仅需要力量，更需要技巧。

舞中幡作为一个传统杂技节目，在发展过程中只单纯完成技术的改造是不够的。怎样使它在技术不断精益求精的基础上富有时代感，是发展过程中亟待解决的问题。技巧的提高能使一个节目发生质的变化，但是，它能否取得社会上不同层次观众的认同，取决于该节目能否与时俱进。古为今用就是指传统的东西要生存、要发展，就要适应当前形势，就要在保持民族特色的基础上反映时代精神。传统节目舞中幡的发展如果只注重技巧的提高而忽略了时代精神这个大前提，就会落后于社会的发展，就会再次被淘汰。

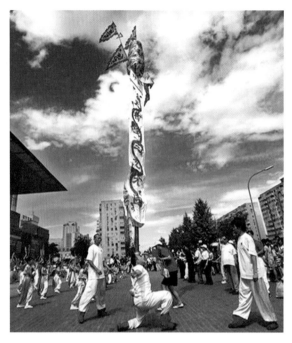

图2-5　舞中幡表演（一）

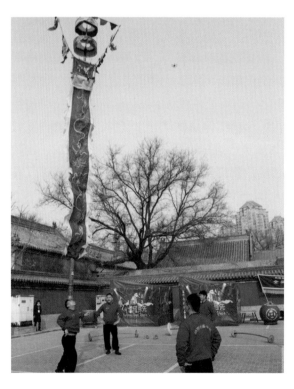

图2-6　舞中幡表演（二）

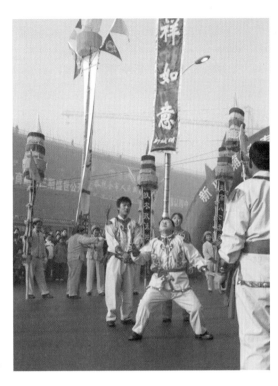

图2-7 舞中幡表演（三）

第五节 朝鲜族尤茨游戏

一、尤茨游戏来历

尤茨游戏是流传于吉林省朝鲜族民间的一种传统游戏，历史悠久，内容丰富，玩法简单，竞技性很强，是朝鲜族人民在长期的劳动和生活中创造出来的宝贵文化财富。

据考证，早在200多年前，尤茨游戏就已经很普及了；经过长期的演变和发展，如今已经成为带有广泛群众性和地方性的民族游戏。

据说，在古代夫馀国，国王将五种家禽分给五个部落，而尤茨游戏的目的就在于更好地繁殖这五种家禽。该游戏具有很浓厚的民族特色，难度不大，但是趣味性很强，可以作为茶余饭后休闲的小游戏。

二、尤茨游戏玩法

尤茨游戏是根据丢掷东西的翻扑来决定分数的，按照分数走棋（相当于掷十二象游戏）。过去，尤茨游戏只从年末到正月初进行，现在已成为一种广泛的群众性比赛项目。

尤茨游戏的道具很普通，可以自己制作，包括毂子（尤茨）、棋子、棋盘。

（一）毂子

朝鲜族人的毂子是将四根约20厘米长的圆木各砍去三分之一制成的，也可以用色子、豆瓣代替，但是用木棍玩的民族特色浓一些。掷的时候，四个毂子三扑一翻称为"猪"，得1分；两扑两翻称为"犬"，得2分；一扑三翻称为"羊"，得3分；全翻称为"牛"，得4分；全扑称为"马"，得5分。平面叫翻，圆面叫扑。有些人玩时在一个毂子的平面上做一个特别的记号，当作扣1分。

（二）棋盘

棋盘一般是正方形的，也有长方形的，根据自己的喜好而定。除去4个拐角外各边有4个圆点（或双圈），一周共有20个圆点（即步数）。再将对角线连接，中间交点处有1个圆点。此外，每条对角线上各有对称分布的4个点。加起来共29个圆点。4个拐角和中间点的圆可以画大一些。

（三）棋子

制作棋子的材料比较随便，木头、石子均可，最好用象棋那样扁的，以便走棋时摞起来。每人4个棋子。

走法如下：

（1）在4个拐角中任意找一个当作起点，所有人都从起点开始。

（2）每人轮流掷毂子，按照所得分数走步。

（3）当掷到4分或5分，或正好走到（不是经过）别人棋子的位置（即吃掉别人的棋子）时，都可获得再掷一次的机会。

（4）走步时，如果恰好走到第二个拐角（包括第一次就掷到5分），就可以转向对角线，走捷径；同样，再恰好走到中间的交点，就可以直接拐弯转向起点。反之，如果没走到第二个拐角，则要绕一圈回到起点；没走到中间的圆点，则要向前多走几步。也可以恰巧走到第三个拐角处拐弯走捷径。注意：必须恰巧走到拐角处。

（5）回到起点时，要多走一步才算赢。例如，若与起点还差一步，下一次必须掷到大于1的分数才算走出去。

（6）走步时可以将棋子走在一起，摞在一起走，但是若被人吃掉则都要回起点重走。

（7）走步时，要充分运用吃掉对方可以多掷一次的规则，搭跳板多走几步。全部走完就算赢。

（8）玩尤茨不限人数，人越多竞争越激烈。[1]

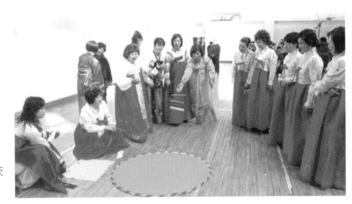

图 2-8　朝鲜族尤茨游戏[1]

第六节　朝鲜族秋千、跳板

一、朝鲜族秋千

（一）朝鲜族秋千的由来

朝鲜族的秋千运动有悠久的历史。它不仅有助于锻炼身体，而且丰富了文化生活，对发展朝鲜族的体育文化起到了极其重要的作用。

据文献记载，秋千乃北方无终（即山戎）之戏。这一游戏颇为简单，且对身体极为有益。汉武帝殊爱此戏，常在后宫举办秋千之戏。唐人高无际《汉武帝后庭秋千赋》云："秋千者千秋也，汉武祈千秋之寿，故后宫多秋千

① 宋宏伟：《黑龙江省非物质文化遗产名典图录》，264页，哈尔滨，黑龙江人民出版社，2010。

之乐。"

对于朝鲜族妇女荡秋千的由来，没有详细的记载。不过，高丽显宗时使臣郭元有言："高丽端午有秋千之戏。"因此，朝鲜族的秋千最晚也应起源于高丽中期。《高丽史·列传·崔忠献传》记载："端午忠献设秋千戏于柏井洞宫，宴文武四品以上三日。"

古时朝鲜族人常在绿树成荫的优美环境下，用草绳或麻绳悬挂在松树或杨柳树枝上，飞起荡秋千。由于节日里妇女穿着鲜艳的民族服装，兴高采烈地聚集在大树下荡秋千，迎风而飘起裙子，徐徐浮动的飘带和襻带在大树枝叶的缝隙间闪烁着光，很像燕子飞翔，因而很多古代诗人将秋千游戏说成是半仙女之戏。

朝鲜族妇女的秋千运动很早就广泛地流传在民间，它具有两个方面的意义：一是属于民族性娱乐活动；二是可以锻炼身心。

秋千作为端午节的传统游戏，在李氏朝鲜时期更为盛行，并已发展为竞赛项目。李氏朝鲜时期的著名诗人成献曾描绘了朝鲜妇女荡秋千时的风采："争揽彩索如飞龙，金铃语半空。"虽然在李氏朝鲜的封建统治时期，受封建道德的规范，妇女们被限制参加此项竞赛，但是秋千游戏作为朝鲜族特有的民俗传统一直流传下来，表现出顽强的民族生命力。

（二）朝鲜族秋千的现状

1949年前，朝鲜族的秋千运动同摔跤和跳板一起，经受着各种社会考验。1910年8月，日本在朝鲜施行"日韩合并"。当时不少朝鲜爱国人士为了抗日救国，纷纷迁入我国东三省。他们开展了反日特色颇浓的教育救国运动，积极提倡传播和引入近代体育运动，这样便开始形成朝鲜族传统体育文化。其特色是朝鲜族悠久的民俗运动项目与近代体育项目的相互结合，用以增强体质，为争取反日民族解放斗争服务。在东北的朝鲜族人利用一年一度的端午节举行私立联合学校综合性运动会，鼓励民族精神，积极宣传参加抗日斗争。

中华人民共和国成立后，延边和东北其他地区的朝鲜族人民在党和政府民族政策的关怀下，进一步挖掘民间传统体育项目，举行朝鲜族秋千和跳板比赛。秋千运动已经变成全国多个民族喜爱的运动项目。

1948年8月15日，在延吉市举行的庆祝抗战胜利三周年盛大纪念会上，秋千等朝鲜族的民俗运动被列为主要比赛项目。从那次比赛后，凡在国庆节和延边朝鲜族自治州成立纪念日，以及农闲时节，经常在州县举办盛大的传统体育项目比赛。

改革开放后，朝鲜族的秋千运动得到空前发展。延边各地中学和辽宁地区都以铁制秋千架代替传统的木制秋千架。比赛规则的修改，使秋千比赛水平不断提高。如现在的单人荡秋千比赛分为两种：一种是10分钟内荡秋千，以腾起的高度来确定名次；另一种是以在一定高度上踢中金铃的次数来确定名次。10米长的秋千绳，目前腾飞高度已达9.40米，10分钟踢铃纪录已达84次。1992年延边朝鲜族自治州成立40周年庆祝活动中，曾经邀请朝鲜秋千队运动员和教练。秋千项目已经从单纯娱乐性体育游戏转变为体育竞赛项目。它对于运动员锻炼心肺功能和全身肌肉，培养勇猛的意志品质，都具有显著的作用。

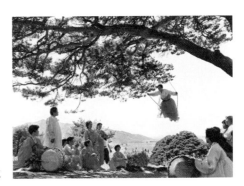

图2-9 朝鲜族秋千游戏

现今，每逢节假日或举办运动会时，朝鲜族妇女们便身穿鲜艳的民族服装，兴高采烈地聚集在秋千场。秋千运动显示了朝鲜族人民善良、爽朗、健壮的风貌，也充分体现了朝鲜族的风俗习惯和民族风格。

二、朝鲜族跳板

（一）朝鲜族跳板的由来

跳板是朝鲜族妇女喜爱的传统游戏。从《京都杂志》卷二"岁时元日"条和徐葆光《中山传信录》的记载来看，跳板游戏早在李氏朝鲜禁止女性出外活动以前就较为盛行了。有关朝鲜族跳板的传说很多，从不同侧面反映了跳板游戏的由来。一种说法是：很久以前，有两个年轻男人蒙冤入狱，被押在一座筑有高墙的院落中。两个男子的妻子出于对丈夫的思念，为了能够越过阻挡她们视线的高墙，便想出了跳板这一游戏。还有一个民间传说是：旧社会闺房小姐囿于封建礼教，不得越出庭院一步。她们为了观赏院外的山水风光和男子的容貌，便用跳板跃身的办法，偷看院墙之外的世界。

跳板游戏一般在正月十五、端午节和农闲期间进行。每逢端午节，不仅姑娘和年轻媳妇，甚至老太太和小女孩也都尽情地玩跳板。她们一边轮流踏跳板，一边唱着跳板民谣，翩翩起舞，玩得十分欢快、热闹。现在，朝鲜族除了一些乡村和学校平时进行跳板游戏外，一般在每年一次的民族运动会上和喜庆日子里也将其作为体育项目进行比赛或表演。

（二）游戏过程

比赛时两人为一组，进行对跳。比赛前，可以任意选择搭伴选手。搭上伴的两个人都穿着鲜艳的民族服装，各站在具有弹性的木板两头，木板中间垫圆木块作为支撑点。开始跳板时，一方用双脚使劲踏板，另一方便借力向上腾空跳起，再靠下落时的力将对方弹向空中。如此反复地一起一伏，逐渐增加高度，取其最高点作为评分标准。

跳板动作有直跳、屈腿跳、剪子跳。现在跳板时，动作花样又有新的发展，增加了腾空跳起后大转身、套花环、摘苹果、劈腿伸肢等许多漂亮而潇洒的高难动作，使跳板运动从赛高度逐渐趋向于赛技巧和比花样。跳板时，在双方和谐默契的配合下，动作十分优美。

跳板比赛分为单身腾空赛、轮番腾空赛和技巧腾空赛等三种。单身腾空赛是两人一组，在规定时间内，以腾空高度来决定胜负。以运动员脚下系的一根刻有尺寸的细绳来测量高度，跳得最高者名列第一。轮番腾空赛是四人一组，仍然以跳起的高度来决定胜负。技巧腾空赛是两人一组，各自带着腰鼓、绸带和花环等道具，在腾空跳起的一瞬间做出各种优美、潇洒和惊险的动作，根据两人配合完成的各项动作花样的优劣、难易、正误程度来确定优胜者。

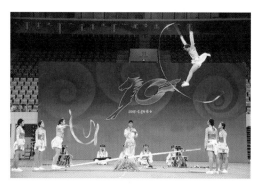

图2-10　朝鲜族跳板表演

第七节 朝鲜族拔草龙

一、拔草龙起源

拔草龙游戏是朝鲜族古老的传统民间游戏之一，最早起源于朝鲜半岛，20世纪初随着大量的朝鲜移民迁入延边地区而传入中国，流行于安图县的长兴、新屯、石门等地，现已成为具有表演性质的项目。

在人们以往的印象中，古代部落间的战争似乎总是刀兵相见，但古代朝鲜还有另一种较量的方式。拔草龙游戏最早就是古代朝鲜的部族之间比拼力量的一种方式。据传，古时部落之间往往通过拔草龙来进行比拼，输的一方要以付出劳动为代价，并向赢的一方表示臣服。

那时，部落之间每年举行一次拔草龙比赛。比赛时，除参赛队员外，各部落成员均身着彩服为本队加油助阵，场面热烈壮观。后来，拔草龙游戏还逐渐演化成古代部族之间联姻的一种考验方式。男子要想娶回心爱的女人，先要组织人员与女子一方举行一场拔草龙比赛。如果新郎获胜，就可以用牛车迎娶新娘；若是新娘家人获胜，则留下新娘，然后约定适当时间再举行一次比赛，直到男方取胜才能把新娘娶回家去。为了成全一对新人，新娘家人往往会在为难新郎一番后，主动表现出谦让，让他娶走新娘。

古人的足迹随着历史已经远去，但拔草龙这种古老的游戏却被世代传承下来。目前，拔草龙游戏在安图县已经经历了四代传承人。随着历史的演变，拔草龙游戏已经成为深受朝鲜族群众喜爱的民间游戏之一，并且发生了历史性的变化。

二、拔草龙现状

现在人们看到的拔草龙游戏已经不再是过去的比赛，而是朝鲜族的一种民俗表演。拔草龙游戏来自民间，传承也在民间。以往，在丰收之年，两个村屯的朝鲜族村民要进行拔草龙比赛来庆祝。因此，拔草龙游戏更多地象征和表现的是朝鲜农民在丰收之际的一种喜悦之情。

　　如今，拔草龙游戏已经从田间地头走进了朝鲜族的大型娱乐活动中，表演机会也越来越多。表演拔草龙游戏时，两队人要打着旗从两个方向进入场地，旁边还要有乐队，要边打击乐器边跳舞入场。比赛获胜的草龙会被人们高高举起，人们都围着它跳舞；输的草龙要退出场地，输的队员则可以加入跳舞的队伍。因为拔草龙游戏表演双方参与活动的人数不限，观众也可以参加，最多时可以有数百人甚至上千人参加，因此，每次活动只要有拔草龙，现场就会非常热闹。

　　它和比较常见的朝鲜族象帽舞一样，都属于中国朝鲜族农乐舞的一部分，已经完全融入了朝鲜族农乐舞中。

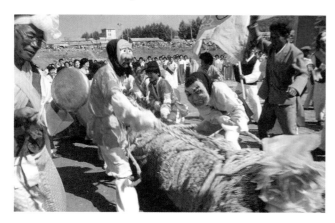

图2-11　朝鲜族拔草龙

第八节　永吉民间游艺：走五道

　　"走五道、憋死牛，这些民间游艺曾经很流行，如今很难找到会玩的人。我要把自己知道的都写出来，流传下去。"吉林省永吉县北大湖镇南沟村农民邵宝俊说道。

　　邵宝俊精通民间游艺，并为此申报了省级非物质文化遗产项目。为了不让走五道等民间游艺失传，作为代表性传承人，邵宝俊正在撰写一本关于走五道的书。

　　邵宝俊出生于1941年，一直居住在永吉县北大湖镇南沟村，1952年开始学习各类民间棋艺。

据邵宝俊讲，永吉民间棋艺有走五道、憋死牛、下联、赶大山等诸多种类，曾经流传于吉林地区南部，盛传于北大湖镇。

这些民间流传的棋艺不受棋盘、棋子及相关器具的限制，其特点是在家中、庭院、野外，干活休息之时及放牧空隙都可做游戏。所需用品就地取材，在大石头、地面或其他平面上画个棋盘，用石子、土块儿、草棍、树叶等做棋子，即可开始游戏，非常方便。这些民间棋艺是开发孩童智力、培养成年人竞争意识的非常好的游戏。邵宝俊在童年时代就接触到了各类民间棋艺。那时候，每当大人下棋，他就静静地在旁边观看。10岁左右，邵宝俊就已经能够与他人对弈。随着年龄的增长，邵宝俊了解到，各类民间棋艺在北方民族还没有文字记载时即已流传，最早记载北方民族下棋的是宋人洪皓，其所著《松漠纪闻》中有详细记录。

此后，邵宝俊很钟情于这些民间游艺。农闲时节，他常常一边与人对弈，一边琢磨棋谱。这些年，民间游艺逐渐为电子游戏所代替，邵宝俊却始终没有放弃对这些民间棋艺的研究。

2009年，在非物质文化遗产办公室工作人员的帮助下，邵宝俊为走五道申报了吉林省省级非物质文化遗产项目，并获得通过。

后来，邵宝俊开始撰写走五道方面的书。他说，这些民间游艺，不仅能活跃文化生活、陶冶人们的情操，还能锻炼开发人的智力、增强人们的开拓竞争意识。更重要的是，通过对这些民间游艺项目的深入研究，可探查远古先民的文化生活情况。

走五道玩法简介：双方轮流走子，沿直线一次走一格，不能走斜线。吃子：二吃一。走棋后，若直线上一方两子相邻，并与对方一子相邻，而且这条线上有且仅有这三个子，就可以吃掉对方子。胜负：初级玩法中，先剩下一子者败，多子方胜。中级玩法中，吃光对方为胜，单子方可"挑"和"掘"（一吃二）。高级玩法中，多子方先要"围"或"吃"，单子方只能"挑"或"掘"，"困"毙或吃光对方为胜。

第九节　朝鲜族花图游戏

　　花图不是朝鲜族固有的游戏，而是19世纪从日本传过来的。虽然不清楚是由谁传过来的，但是由对马岛的商人与古朝鲜之间的贸易往来中传开这一说法较受赞同。花图流入朝鲜半岛之后迅速传开，并成为至今在韩国最普遍的娱乐游戏。

　　花图是朝鲜族普遍喜欢的传统民间游戏之一，尤其在新春正月和农闲时，老年人更喜欢玩。

　　花图，类似扑克，规格比扑克小，共48张，按图案分12组，每组4张。每组图案都以一年12个月的动植物或自然景色为背景。这些牌中，有24张是计分的，计240分；另24张是不计分的，称"皮子"。1月为松鹤（一张20分、一张5分，两张"皮子"），2月为梅花（一张10分、一张5分，两张"皮子"），8月为明月（一张20分、一张10分，两张"皮子"），11月为梧桐（一张20分，三张"皮子"，但5人玩时写"福"字的一张计10分），12月为雨（一张20分、一张10分、一张5分，一张"皮子"）。其余的：3月为樱花，分数同1月；4月为青胡枝子、5月为兰草、6月为牡丹、7月为红胡枝子、9月为菊花、10月为丹枫，计分都与2月相同。

　　花图的玩法较多，人数一般是2人以上6人以内，最常见的是5人一组的玩法。如果是5人玩牌，给坐庄人上牌后，坐庄人给每人分两次2张牌，底牌掀8张，其余的牌全部扣下。出牌由坐庄人开始，然后以逆时针方向为序出牌。用自己手里的牌对回下面掀起的与其相同的一张牌，然后从扣下的牌中掀起一张放底牌，当有同一组的图案时也可对回来。以此类推，直到把牌全部吃回来为止。最后，统计各自所得的分数。分数多的为赢家。2～6人玩时，玩法与5人相同。

　　各地花图玩法也不尽相同，一般玩之前常讲一下各自不同的规则。花图由于变化多，玩起来更具趣味性。

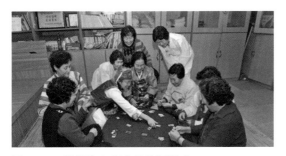

图2-12　朝鲜族家庭进行花图游戏

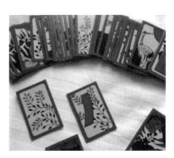

图2-13　花图游戏牌

第十节　罗氏戏法

　　我国的魔术按照地域分为南北两派。南派魔术的艺术特点是道具设计新奇、场面壮观、富有气派、绚丽多姿，表演过程基本不用道白，演员动作大气洒脱，舞蹈性强。北派魔术的特点是场上助手少，分工明显，有使活和量活之分。演员表演动作简练、朴素大方，在表演中擅长运用道白（即使口）来增强变化效果，富有生活趣味，能巧妙地把大中小魔术组织在一起，并善于使用剖活和技巧性较强的手法魔术。

　　基于我国魔术的两派特征，罗氏家族善于取其两派之精华，利用自身文武兼备的特点创造出标新立异的魔术节目。

　　罗氏戏法被列入《吉林省第三批省级非物质文化遗产名录》。目前，罗凤娥是罗式戏法的传承人。她是吉林市魔术俱乐部主任，也是江城魔术团团长。她的学生曾有4人获得国家级奖项，2人获得省级奖项。

　　罗凤娥为侄子罗干编排设计的《勤杂工之恋》也是在父亲的亲传之下富有创意的作品。作品描写了一个勤杂工在工作之余进入梦乡与恋人相遇的一系列情景。节目中以拖布作为人头，以工作服作为人体，使一个人变成两个人，将变木梳、变钱、变项链、空手出花、纱巾变色等魔术表演串联在一起，表现了一对恋人的恩爱场面，既有魔术性又有戏剧性，诙谐幽默，可观性很强。

　　罗氏家族还擅长将姊妹艺术熔于一炉，例如他们创作的《猪八戒背媳妇》，把秧歌中的猪八戒背媳妇与变金箍棒（魔棍）、空手出巾、变扇子、扇子变色、川剧变脸结合在一起，效果不凡。

另外，罗氏魔术很重视服装与剧情的搭配。例如，变鱼时，表演者身穿白色镶有水蓝色花边的服装，量活者身穿金色仿金鱼式的服装，通过着装营造出水上世界的意境。由于精心设计服装，精心策划表演，给予观众美的充分享受，故与众不同。

罗氏家族擅长创新，心灵手巧。他们精通钳工、木工、焊接、刺绣、画画、扎灯笼、做绢花、缝纫裁剪；而且他们演出所用服装道具大部分都是自行设计制作的，因此与众不同，别有风格。

第十一节　郭尔罗斯蒙古族扔砣

扔砣，蒙古语原为"投掷"的意思，大约在13世纪就已经出现，曾是牧民们闲暇时以投掷石块的方式进行的竞赛活动，后来在蒙古族士兵中进行推广，用于训练体能，丰富业余生活。

扔砣游戏在前郭尔罗斯蒙古族自治县查干花镇达尔罕村一直流传，是大家广泛接受并喜欢的游戏，迄今已有几百年的历史。每到农闲时，大家就聚在一起玩扔砣游戏。

游戏用的砣子是用铅制作的，形状为半饼状。至少有两人做游戏，多则不限，分成两组进行对抗赛。做游戏时需要一块大的坚硬且平实的场地，在场地上挖两个约马镫大小的坑，每人手里拿一个或多个砣子，站在坑边。玩的时候只许用一只手，把砣子尽量扔到对面的坑里，扔进坑里多的获胜。如果都没扔进，就比谁的砣子离坑近，一般用手丈量，离坑近的获胜。

目前，郭尔罗斯蒙古族扔砣已被列入《吉林省第三批省级非物质文化遗产名录》。

第十二节　蒙古族打唠唠

唠唠，即牛髌骨，俗称牛嘎拉哈或牛拐。打唠唠是蒙古族民间具有鲜明地域特点和民族特色的一项智慧与体能相结合的传统游艺项目。

蒙古族打唠唠的特点是人数不多，占地不大，随时可以进行，所以在农区和牧区都广为流传。元代以后这项运动更加流行。

以十人为例，游戏规则是：首先清理出场地，每人挖一个一拳深的土坑，土坑呈梅花阵布局，坑内摆放唠唠。以"石头剪子布"的形式选出一个庄家，庄家占据中间位置的坑，用长棍挡住唠唠，做挑唠唠的准备；其他人各占一个坑，并将长棍扶立于自己的坑中。游戏开始，庄家把唠唠挑出，其他人在守住自己土坑的基础上，还要将庄家的唠唠打回原来的土坑。在众人击打唠唠的时候，自己的土坑也可能被别人占据，而庄家不仅要将其他人打回的唠唠再打过去，还要力争占据其他人的土坑作为自己的据点。庄家和其他人一样都有可能随时失去自己的土坑。不能守卫和占据周边土坑的人，就被当作庄家，直到精疲力尽、不能再战，将被视为失败者。

目前，打唠唠仅在偏远的蒙古族村庄还有传承。

第十三节　朝鲜族踩地神

踩地神是朝鲜族古老的民俗游戏，在民间流传很广。最早源于民间群众在正月十五进行的一种相互祈福祝愿的习俗，表示把鬼怪赶走，祝福新的一年幸福安康。每年春节到元宵节期间，尤其是元宵节的白天，由村里具有权威的长者组织，组成二十人的踩地神游戏队。他们身穿农乐舞服装或朝鲜族民族服装，打着彩旗，唱着民谣，应邀到选定的村民家门口唱歌或跳舞，用力踩大屋或院内等处，慰劳地神。他们边歌边舞，借助地神神气赶走病魔，来保佑该家太平，全村和谐。

踩地神不同于朝鲜族其他民间舞蹈和游戏。它既有舞蹈歌唱，又有祈福祝愿；既有传统习俗展示，又有节庆特点。犹如春节民间扭大秧歌拜年，是朝鲜族群众喜闻乐见的民间游戏。

有一种口头语反映了天神信仰。这个口头语在朝鲜族与汉族中一样，那就是：极度兴奋时喊"天老爷呀"，极度悲伤时也喊"天老爷呀"，极度吃惊时还喊"天老爷呀"，都是情不自禁、下意识的。天老爷是谁？天老爷就是天神。朝鲜族早期的先人没有人格神，以天为神。不过，现代人喊"天老爷"大都是无心的、习惯性的；而古代人喊"天老爷"大都是真心的，因为朝鲜族从先祖开始就崇拜天神。例如，《三国志》记载，高句丽每有军事行动便祭天，杀牛观蹄占吉凶。"于所居之左右立大屋，祭鬼神，又祀灵星、社稷。"这里所说的"神"就是天神，或者说"夫馀神"，是木制的女神像。这与高句丽开国王朱蒙的传说有关。朱蒙是夫馀王子，传说其母（河伯之女）柳花沐浴时因感日影而孕，剖卵生朱蒙，所以朱蒙自称"天神之子"，其父是"天王郎都"。天神也就成为了高句丽人的信仰崇拜。实际上，"朝鲜"这两个字也反映了古代朝鲜族的图腾意识。"地近旸谷故曰朝，出日先明故曰鲜"，以"鲜"鱼为图腾的古代朝鲜族崇拜太阳神，认为自己是"太阳的子孙"。可以说，太阳的光明磊落促成了朝鲜族正直公正、喜明厌暗、坦荡不屈性格的形成。

朝鲜半岛土著马韩人也有十月里祭天神的风俗，大都在神阁中设七星堂，这是公元几世纪前的事了。之后的新罗人便有了夜拜七星神的风俗，认为北斗七星主人有万能的"灵力"来主宰人间事，敬拜它就能消灾祛病保太平，并实现宏愿。传说，李氏朝鲜王朝始祖李成桂，虔诚祭拜七星神，七星神大受感动，所以在推翻高丽王朝时助了李成桂一臂神力，使他实现了建立李氏新朝的宏愿。祭拜七星神是在正月初七之夜，祭坛上的祭品是一碗白米饭和一杯清水。虽然这个风俗已经失传多年，但"七星"这个人名古往今来在朝鲜族中却多如牛毛，一如下意识地喊"天老爷"，潜移默化地助推了星神崇拜。

在天神信仰中，太阳神和七星神之外，还有月亮神、风雨雷电神等。此外，古代朝鲜族还信仰地神、山神、树神等许多自然神。正月十五踩地神便是其中的一个风俗。踩地神的主角是村里的神士和猎手。神士嘴含长烟袋，猎手用木制猎枪高挑野鸡，后面跟随敲锣打鼓的乐队和踩地神的人群，从村头第一家开始到村尾最后一户结束，挨家挨户踩。踩地神的人们进院就喊："地神地神快开门，踩扁饿鬼把幸福迎进门！"喊罢，将院子、厨房各角落踩个遍，边踩边舞边歌边奏乐。《踩神歌》歌词大体上是这样的："尔哟（助语）地神我问你，这家房梁用的什么木？是江南的燕子叼来的树种，撒在山川郁郁葱葱成栋梁。前屋的金后院的朴，三十岁时把犁扛。伐下树木把房盖，房中风声呼呼响。生了男孩是孝子，生了女孩是烈女。一切杂鬼远离去，请来万福进屋里。"踩地神时，女主人拿出好酒好菜来招待，并取出一些钱送给人们。这些钱并非归踩神人，而是集中起来用于村里的公共开支。踩地神风俗已基本失传，未见传承者。

洞神祭反映了山神信仰。洞神祭风俗在1949年前比较普遍流行，20世纪五六十年代后渐渐绝迹。所谓洞神祭，就是在村屯附近的山岭岩洞里摆上烟酒、水果、糕点等贡品祭拜，路过洞口的人时常双手合拳拜一拜。他们认为山洞里住有山神，所以求神灵消灾避难、保佑安宁。古神教中的灵山是朝鲜民族洞神祭的重要起源。洞神祭源于高句丽，鸭绿江右岸集安城原是高句丽都城，境内有通天洞，即高句丽"国东大穴"。《后汉书·东夷传》记载："其国东有大穴，号禭神，亦以十月迎而祭之。"浑江岸边的辽宁桓仁满族自治县五女山曾是高句丽第一个王都，那里有个岩洞叫狐仙洞（后人所起的名），想必也是高句丽洞神祭处。五女山城和集安国内城作为高句丽王城、王陵及贵族墓葬已被列入《世界文化遗产保护名录》。据记载，古代新罗也举行洞神祭。先在村头或后山坡上用石头堆成祭坛，祭坛上放置神木（神木代表山神）。祭主提前三天在祭坛周围铺一层黄土（铺黄土与阴阳五行说有关）。然后用草绳捆绑松枝堆积起来。祭主三天不出院门，谢绝一切来客，沐浴全身，也不食肉，更不与丧家接触，以平和的心态迎接洞神祭日的到来。祭主是村里的洞神会选举出来的，一般是德高望重且家无丧事的老人。洞神祭选在正月十五，但在十四日晚上摆供。摆供时祭主更衣，点燃蜡烛，然后把贡品摆上。翌日早晨，祭主代表村民跪在祭坛前宣读祭文，然后斟酒敬拜山神，祈求山神保佑村民安康，风调雨顺，五谷丰登。

山神庙（朝鲜族称之为山神堂）也反映了山神信仰。实际上它与洞神祭一脉相承，先有洞神祭后有山神庙。立山神庙，朝鲜族与汉、满民族大体相同，一般立在村头、路口或山坡下。清末民初采参、打猎、淘金、放排的人进山时多有祭拜。满族猎人在山神庙前祭拜的是猎神板旦玛哈。朝鲜族也有尊老虎为"山神爷"一说。祭拜山神实际上是祭拜保护神。长白山解除封禁后，迁入东北的许多朝鲜族山里人都从事采参、打猎、淘金、放排等工作。据通化县档案资料记载，清末民初时该县仅金矿就有18个，大都是露天矿，没有机械设备，全用手工开采。那么谁来保护他们的生命安全呢？没有人，清政府也不管，从事这些特殊行业的人只能求神保护。

古代朝鲜族人像满族人祭拜嬷嬷神一样祭拜塔神。塔神是人造的，就在村头、道口或山坡上用石块堆成塔形。人们认为堆成了塔，神就住在里面了。在古代朝鲜族人眼里，塔神就是保护神。每到年初，村民们到塔前祭拜，并奏乐歌舞，以求塔神保护村民无灾无难。直到中华人民共和国成立初期，山神庙随处可见，可见朝鲜族人对山神的信仰。

上述天神、地神、山神等自然神信仰是受朝鲜族古神教影响产生的，而朝鲜族古神教与萨满教一脉相承。传说中，萨满是伟大的"创始女人"，是人与自然沟通思想感情的中介人、使者和纽带，是从远古走来的才智绝伦的"圣者"。他们认为，是萨满最初在北方民族的精神荒原里撒下了信仰的种子，创造了天神、地神、山神、猎神、动物神、植物神等170多种自然神，并创立了萨满教。萨满教认为，天地万物皆有神灵。我国古代北方民族和北欧诸多民族都曾虔诚地信仰萨满教，其巨大影响不可能不波及古代朝鲜半岛，并成为朝鲜族古神教的前导。"朝鲜半岛中部流传的'檀君神话'把古朝鲜始祖檀君说成熊神的儿子；南端的新罗则说他们的'始祖母'长着鸡嘴，是她保护'始祖'降生的；东北部秽族则以虎为神；等等。各部落也以各种动植物为本族的始祖、保护和标记，并以图腾的形式加以崇拜。"朝鲜族浓厚的传统神意识，是从五四运动时起受到冲击的。清末民初，西方科学文化传

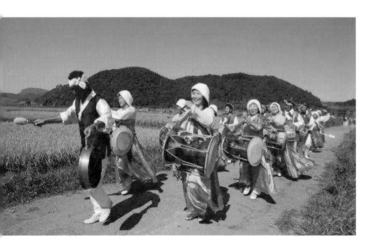

图2-14 踩地神示意图

入东北，首先是在知识分子阶层传播气象科学及天体运动规律，人们懂得了日月星辰、风雨雷电并非天神所为，而是宇宙自然现象，天命观不攻而破。不过，天神当时只在知识阶层中失灵，在山野村民中还在被信仰、崇拜。地神、山神、自然神当然也没彻底退出历史舞台，仍有相当大的市场。让神鬼遭到灭顶之灾的，是马列主义哲学的明灯和共产主义信仰的朝阳。中华人民共和国成立之后，随着大力普及科学知识，坚决反对封建迷信，各路神仙无处躲藏。"天上没有玉皇，地上没有龙王，我就是玉皇，我就是龙王。"这首充满人文精神的中国民歌，典型地反映了包括朝鲜族在内的各族人民把自己的命运从神仙手里夺回来，自己掌握自己的命运。换句话说，人们普遍破除了唯心史观，建立了唯物史观。因此，祭拜七星神、踩地神、祭塔神等旧风俗活动自然而然地被摈弃了。

第十四节　大刀张举刀拉弓杂技表演艺术

2008年3月，经恩师老北京天桥特技、中国大力士形象节目"大刀张举刀拉弓杂技表演艺术"第三代传人，我国著名杂技表演艺术家张少杰先生同意，韩朝阳以"大刀张举刀拉弓杂技表演艺术"正宗第四代传人身份申报国家非物质文化遗产。该项目于2009年4月正式被列入《辽宁省第三批省级非物质文化遗产名录》，韩朝阳是该项目非物质文化遗产传承人。

大刀张举刀拉弓杂技表演艺术由古代武状元考试项目"弓、刀、石、马、步、箭"演化而来，创始人是北京天桥的著名艺人张宝忠。他在习练祖传的春秋大刀和硬弓的基础上，广泛吸收戏曲和舞蹈表演技艺，设计了刀、弓的艺术造型和表演套

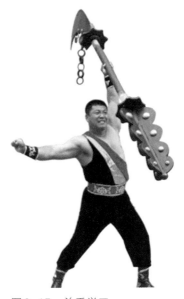

图2-15　单手举刀

路，创立了"举刀拉弓"这项民间杂技，传承至今已有100多年的历史。

大刀张举刀拉弓杂技表演分为举刀和拉弓两部分。举刀即大刀表演，所用的两口大刀重达79千克和90千克，形似关公的青龙偃月刀。表演招式主要有刀闯四门、单手举刀过顶、舞刀花、一手三刀（单手撇刀、舞脖花、背后花挂脖）等，体现出干净、利落、脆、挺拔的特色。

拉弓表演以力开硬弓为特色，每张弓的弓长近1.85米，拉力为785~883牛。力开硬弓分为开单弓、开双弓和开六张弓。开单弓时，表演者以展现造型优美的动作为主，如"顺水推舟""回头望月""败中取胜"等；开双弓时，动作技巧难度加大，如"双环套月"是在开弓的同时加上单腿旋转；开六张弓是表演的压轴节目，表演者同时拉开6张硬弓，拉力近4900牛，充分展示了"力拔山兮气盖世"的中国大力士形象。大刀张举刀拉弓杂技表演艺术具有古朴、阳刚之美，极富艺术性和欣赏性，是我国传统民族文化的宝贵遗产和杂技舞台上的一朵奇葩。它曾作为中国杂技团"中国大力士"形象节目而享誉国际杂坛。

第三章
东北民间传统体育

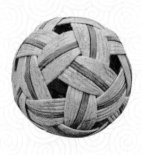

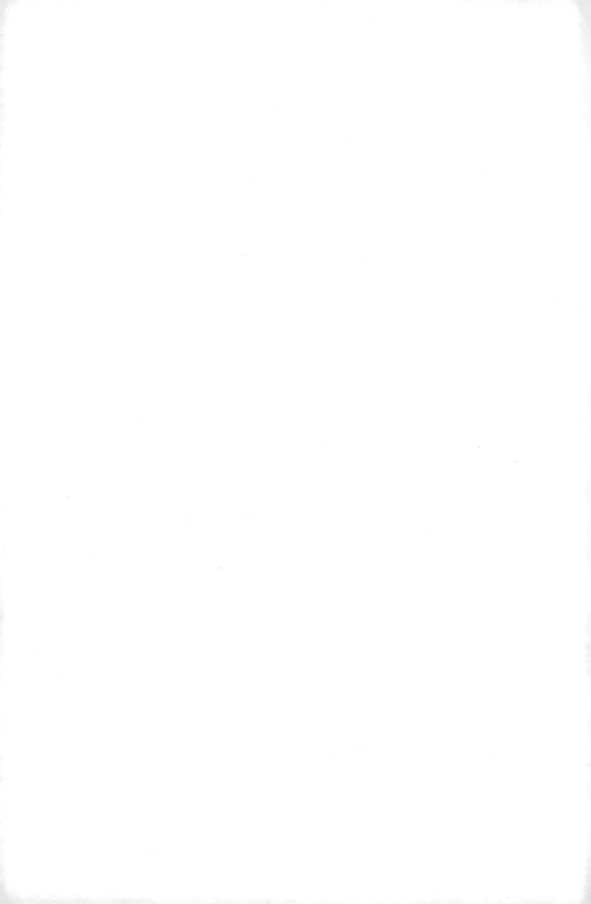

第一节 蒙古族草原赛马

一、赛马起源

马是最早被驯化的动物之一。现在世界上许多名马系的祖先，都追溯到亚洲的两大名马系，即蒙古马和阿拉伯马。蒙古马是蒙古族数千年精心培育的优良品种，体形特征为结实健壮、头重额宽、四肢粗壮、蹄质结实。蒙古马属于跑马，是世界上最优秀的作战良马之一，成吉思汗的军队就是依靠蒙古马所向披靡的。蒙古马生命力极强，能在极其恶劣的条件下生存。蒙古马的习性是适应性较强，能适应恶劣的气候和粗放的饲养条件（如在牧区常有暴风雪的侵袭，饲料和饮水不足等），抓膘迅速，掉膘缓慢，冬季一般能采食雪深40厘米以下的干草，对牧场上的毒草有识别能力，很少中毒，抗病力强。群马合群性强，听觉和嗅觉敏锐。公马护群性强，性情暴烈、好斗，能控制母马和小马群，防止其受到侵害。对于以游牧为主的蒙古族人，马在其生活生产中是必不可少的，在蒙古族的历史上起过重要作用，因而蒙古族人普遍擅长骑马。

据文献记载，赛马已有近2000年的历史了。《后汉书·南匈奴列传》卷七十九记载："匈奴俗，岁有三龙祠，常以正月、五月、九月戊日祭天神……因会诸部，议国事，走马及骆驼为乐。"

据《成吉思汗石文》记载，蒙古族赛马起源于蒙古汗国建立初期。早在1206年成吉思汗被推举为蒙古大汗时，成吉思汗鉴于政治、军事的需要，极力推崇骑术，赛马之风在军队和上层社会中十分盛行。他为检阅自己的部队，维护和分配草场，每年7—8月，将各个部落的首领召集在一起。为表示团结友谊和庆贺丰收，举行"忽里勒台"（大型聚会）。除了任免官员和进行奖惩之外，还将赛马作为大会的主要活动内容之一。在成吉思汗时代，从大将军到普通士兵都要练习摔跤、赛马、射箭，这项练兵强身的方法在民间也得到了极大的发展。当时的蒙古社会甚至把它作为评价部落首领能否继承皇位的重要条件之一。蒙古军队几乎不离开马背，因此在军队开展赛马活动，提高士兵的马术水平是当时的军事需要。《蒙古秘史》中有"铁木真有三万名骑兵射手，因此，他所向无敌"的记载。成吉思汗之所以创造了震惊欧亚大陆的奇迹，蒙古马发挥了重要的作用。

1271年，忽必烈定国号为元，制定了一整套国家制度。他把牧民按十户、百户、千户、万户组织起来，"上马则备战斗"，"下马则屯聚牧养"。在这种制度下，蒙古族适龄男子都受到了有计划有组织的骑射训练，从而使蒙古族的骑马运动得到普及和发展，并训练出了一支强大的骑兵部队。

到元明时代，赛马、射箭、摔跤比赛结合在一起，成为固定形式。后来蒙古族人亦简称"男子三项竞技"为"那达慕"。"那达慕"是蒙古语的译音，意为娱乐、游戏，用以表示庆贺丰收的喜悦之情。每年农历六月初四开始的那达慕，是草原上一年一度的传统盛会。它是蒙古族人民具有鲜明民族特色的传统活动，也是蒙古族人民喜爱的一种传统体育活动形式。那达慕的前身是蒙古族的"祭敖包"，是蒙古族人民在长期的游牧生活中创造和流传下来的具有独特民族色彩的竞技、游艺和体育项目。

在元代时，那达慕已经在蒙古草原上流行起来，并逐渐成为军事体育项目。元朝统治者规定，蒙古族男子必须具备摔跤、骑马、射箭这三项基本技能。到了清代，赛马更为盛行。据《清稗类钞·技勇类》记载，蒙古族"不论男女老幼，未有不能骑马者，其男女孩童自五六岁即能骑马，驰驱于野"。

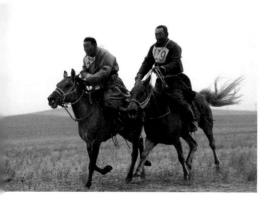

图3-1　蒙古族选手赛马

在清代，那达慕逐步变成了由官方定期举行的有组织、有目的的游艺活动，以苏木（相当于乡）、旗、盟为单位，一年或三年举行一次。

古代蒙古族骑马运动的产生与发展，增强了人们的体质，提高了人们的文化生活水平，同时对扩大祖国的疆域（元代是我国版图最大的时代）也起到了积极的作用。因此，蒙古族的骑马运动也是中华民族古代文化宝库中的一颗明珠。爱马和善骑是蒙古族的传统，蒙古族素有"马背民族"之美称。辽阔的大草原和宽广丰美的牧场，为骑马运动的开展提供了天然条件。因此，从古至今，骑马运动都是蒙古族男女老少最喜爱的传统体育项目。蒙古族赛马更是最普遍的活动，不仅在那达慕上举行赛马，就是几个人一起放牧或路上相逢也要跑几千米，比比谁的骑术高，看看谁的马儿奔跑快。由于生活、生产条件的影响，牧区人民从小就养成了善于骑马和喜爱马匹的优良传统。蒙古族的赛马，男女老少均可参加，少则几十人，多则数百人。每年举行那达慕大会时，近则百里周围，远则几百里以外的牧民，都要驱车骑马赶来聚会，参加赛马活动，共庆牧业大丰收。虽然大会上比赛项目多，但最隆重、最引人入胜、牧民们最喜爱的还是赛马运动。因为赛马成绩的好坏优劣，不仅代表了畜牧业的繁荣，而且显示了每个骑手坚毅勇敢的性格和驾驭马的技能。因此，赛马运动是群众十分喜爱的民族传统体育运动，已成为蒙古族传统节日中必不可少的竞技和娱乐的主要活动之一。

二、赛马运动发展现状

2011年《中华人民共和国非物质文化遗产保护法》颁布以来，保护非物质文化遗产的工作受到了人们的高度关注。了解蒙古族赛马的优势与不足，促进蒙古族赛马的产业化、国际化，解决蒙古马种的保护等问题，对于蒙古族非物质文化遗产的保护与发展具有重要的意义。

蒙古族赛马的形式多种多样，一般有奔马、走马。

奔马赛，也称速度赛马，是长距离的速度比赛，是一种毅力性赛马。传统的奔马赛为了减轻马的负荷，都不备鞍，骑手多为少年儿童，轻装上阵。参加奔马赛的骏马一般较多，少则数十匹，多则逾百匹。奔马赛不计时，不论马的年龄，没有固定的场地跑道，一般都不分组，最先到达终点者获胜。奔马赛的赛程一般为20~50千米。比赛时裁判一声令下，所有的参赛者同时冲出。这时草原上群马奔腾，蹄声震撼，蔚为壮观。骑手们头缠丝带，缨穗飘扬；身着袍服，五彩缤纷；一路催马扬鞭，跃马驰骋。精湛的骑术、人马默契的配合，不时赢得观众的赞许；骑手们在欢呼喝彩声中一个个冲过终点。

走马赛为技巧性很强的竞赛，比试马走的侧步的平稳性和速度。参赛的骑手多为有经验的长者或中年人，并以男性占多数。参赛的走马要备上精美的鞍辔，打扮得漂漂亮亮的。参赛的走马必须是经过严格训练的。走马分左右蹄同时迈出，以稳健为上，既快又稳，姿势和谐、优美，最先到达者获胜。比赛既要看马的技能，也要看骑手的驾驭水平。鄂尔多斯沙漠地区走马很多，因此是那达慕中不可缺少的赛马方式。

蒙古族的体育娱乐大会称那达慕，其中参加赛马者自愿报名，不受年龄性别限制，少则几十人，多则数百人。赛马比赛距离不等，由过去的20，30，40千米逐渐缩短为10000，5000，3000米等短程赛。参赛的马匹不分品种，分组抽签，分道比赛，按照到达时间早晚录取名次。比赛中，参赛者只准一人一马，没有特殊情况的不准换马。比赛在直线跑道或圆圈跑道上进行，不准用马鞭打他人的马匹。若运动员中途落马，允许上马继续比赛。规则要求：起跑后100米内不准在内圈跑，过100米压过10米后方可跑内圈，否则为犯规。比赛后，胜利者与取得较好名次的马匹在那达慕大会上的主席台前依次排好，由优秀的民族歌手高声朗诵赞马诗。

赞马诗的内容丰富多彩，如描述马匹的雄骏，介绍骑手的事迹，形容比赛的特点，宣告比赛的名次等。对于获得第一名的马匹，人们在马头、马身上洒奶酒或鲜奶以示庆贺。

随着经济水平的提高，现代交通工具普及，草原退化，马群日渐稀少，

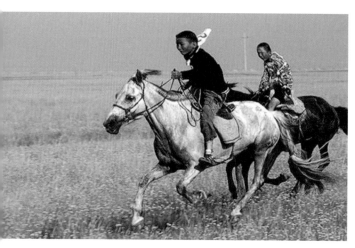

图3-2 蒙古族赛马图

游牧民族的传统生活方式和传统体育正面临着严峻的考验。现代体育技艺和项目的不断普及，使草原体育生存与发展的空间逐渐减少，草原体育有边缘化的趋势。牧民生活的牧区已经逐步趋向于定居形式，并普及圈养，人们的生产方式不再是原有的特定模式，生活方式也发生了很大的变化，许多传统体育器材难以有立足之地。这些现实状况同样影响着赛马、骑射等草原传统项目的发展。

目前，我国正在不断对民族传统文化进行深入研究并加大对其保护的力度，尤其是对草原文化的传承和发展提供了优良的政策环境；赛马作为草原文化最具有代表性和表现力的核心内容，也逐渐为人们所认识。

因此，要利用蒙古族悠久的马文化优势和马饲料资源优势，建立和发展运动马匹的相关龙头企业，打造高品质的中国名牌产品，降低马术俱乐部、养马、育马、驯马的费用，提高专业人员的收入水平，调动其积极性，为发展赛马业服务，从而促进蒙古族赛马项目的发展。

第二节　满族珍珠球

一、珍珠球活动起源

珍珠球活动源于采集珍珠的生产劳动，是我国满族人民的传统体育项目。珍珠球，原名采珍珠，在我国不同的满族聚居区有不同的叫法，如"踢核""采核""扔核""投空手""打司令"等，满语称作"尼楚赫"，即将珠子扔进筐里的意思。早在古代，居住在白山黑水之间的满族先人——女真人——就到河中去捕河蚌，从中获取珍珠，作为贡品进献给当时的统治者。珍珠在当时是很稀奇的宝贝，当地青年男女都将采集珍珠作为自身重要能力的体现。于是，这一活动也就逐步成为满族地区重要的活动，并逐渐演变成竞技活动。采珍珠这一民间劳作也就逐步演变成了具有民间体育性质的游戏[1]。

---

[1]　徐玉良：《中国少数民族传统体育史》，21页，北京，民族出版社，2005。

尽管岁月流逝，但这一体育运动在历史长河中并没有被湮没，而是随着清朝统一全国，被比较完好地保留下来，并一直延续到当代。改革开放之后，虽然受到西方诸多球类运动的冲击，但是在满族民众的精心呵护与有关部门和专家的保护下，这一民族传统体育运动仍保留得相当完整。时至今日，我们仍能看到它在满族聚居区广为流传。

珍珠球作为满族民间游戏，流传至今已有300多年的历史。最初，古代民间的采珍珠活动是在水上进行的。在珍珠采集过程中，满族先民逐渐在这一日常劳动中加入了娱乐性内容，并将在水上进行的这种采珍珠活动扩展到了岸上。因此，采珍珠变成了水陆皆可进行的活动。采珍珠游戏最初是向鱼篓中投掷球（珍珠），投进去则得分；守护者需要以阻挡的方式来拦截球，不让其进入鱼篓。经过长期的演化，采珍珠游戏逐步形成了一定的规则，参加活动的人通过将自己装饰成河蚌来阻挡对方抢夺珍珠。这项活动充满了对抗性、刺激性和趣味性，又象征着采集珍珠的劳累和艰辛，充满浓郁的生活气息，因而受到了当地人民群众的欢迎。但此时这项活动还没有正式的名称，依旧是一种民间游戏，被叫作采珍珠，是当代珍珠球的雏形。

满族采珍珠游戏经过一段时间的演变后，逐渐发展为具有一定规则和形式的民间体育活动。这一活动攻守兼备，以球为核心，兼具跑跳、投掷、传递等运动，变化多端且轻松随意。早期的珍珠球活动场地中有三个区域，类似于当今的排球比赛场地。在场地中央是"河"，"河"上还有"船"，在"河"与"船"之间的区域分布的就是"河蚌"，在这些区域中穿梭游走的就是运动员，他们所扮演的角色是争夺"河蚌"的人。活动中，进攻的一方要想方设法把球（珍珠）传给"船"上的队友，接应的队友不能用手触碰球，而是需要用篓子接住球。现代的珍珠球运动设有水区、限制区、封锁区和得分区，双方各有7名运动员参加竞赛。这项比赛由模仿采珠人的劳动演变而来，是对采珍珠劳动过程的生动还原。

在珍珠球活动发源之初，并没有比赛时间长短的限制，双方累计得分，玩到恰到好处、尽兴惬意时为止，整个过程相当轻松和愉快。初期比赛中所用的球一般用猪膀胱吹气后制成，其硕大浑圆的状貌体现了当时东北地区满族人民对于采集到品相较好珍珠的美好愿望。

珍珠球活动充满了竞技性与挑战性。当时生活在白山黑水之间的满族少男少女们为了生存、竞争，必须练就好体魄，这也是其热爱珍珠球的重要原因之一。这一运动既有助于生产技能的提高，又是人与人之间进行生存竞争的形式之一①。随着清军入关，清朝统一全国，珍珠球这一活动一度达到鼎盛。当时无论是宫内权贵还是民间百姓，都十分热衷珍珠球活动②。"渐觉春来喜气浮，丰年里巷遍歌讴。暂从客里停征辔，闲向村边看打球。一击横过飞鸟背，再抛高出短墙头。儿童奔走浑忘倦，拄杖田翁笑喘牛。"③这首诗描写的就是当时满族村民们玩珍珠球的热闹场景。这也说明当时该项活动的群众基础极深，少年儿童很喜爱这一体育活动，而且当时满族群众进行该项活动的运动水平也是比较高的。

近代，清朝统治日渐衰微，在列强侵略、人民生灵涂炭的境况下，珍珠球活动逐渐衰落，濒临失传。随着外国列强的入侵，诸多西洋体育运动项目也传入我国，在少年儿童和大众中广泛流传。一时间，西洋体育运动占据了中国当时体育的绝大部分领域，仅存的民族体育项目只有武术等。直到中华人民共和国成立，我国诸多传统体育项目才逐渐得以恢复，珍珠球活动也是如此。民国时期，珍珠球活动鲜见踪影；中华人民共和国成立后，这项活动在民间逐渐恢复。"文化大革命"时期，珍珠球活动再一次销声匿迹；"文化大革命"结束后，它再一次恢复了元气。但20世纪80年代以前，珍珠球活动始终停留在民间零星游戏阶段，流行于北京、东北等满族聚居的地方，人们在劳动之余用其来愉悦生活，使其没有彻底失传。此时的珍珠球活动并没有具体、详细的规则，属于满族群众自娱自乐的项目。改革开放后，特别是到了1983年，北京市民委组织在京的民族传统体育专家、学者，对采珍珠游戏进行挖掘、加工、修改、整理，参考篮球、手球规则，编写出采珍珠相应的游戏规则，并正式将其更名为珍珠球。从此，珍珠球项目才名正言顺地出现在我国各大体育项目之中，也成为我国少数民族特色鲜明的传统体育竞赛项目之一，为其今后的发展奠定了重要的基础。

1891年，詹姆斯·奈史密斯发明了篮球运动并且编写了规则，而我国满族采珍珠的诞生要早于篮球运动200年，具有300多年的历史，可以说是我国投篮项目之鼻祖，其历史价值不可忽视。它是中华民族文化和民族传统体育项目中的瑰宝，对于研究我国的民族学、社会学、民族民间文化、民族体育发展史等具有极为珍贵的学术价值。珍珠球古老、高雅、文明，目

---

① 白晋湘：《民族民间体育》，21页，北京，高等教育出版社，2010。

② 李澎田：《满学菁华》，87页，长春，吉林文史出版社，2008。

③ 马协弟：《爱新觉罗家族全书》，17页，长春，吉林人民出版社，2006。

前已被纳入京旗文化保护开发项目。此项运动诞生于明代中叶，发展于清代康乾盛世，延续至当代，是我国少数民族传统体育项目中不可多得的珍贵资源。

我国是一个历史悠久的文化古国，但在漫长的发展历程中，很多古老的体育项目都没有被很好地保留下来，大多数已经踪迹难觅。珍珠球这一少数民族体育项目历经数百年的发展依旧保存着完整的规制和形态，实属难能可贵。珍珠球不仅仅是一项体育活动，这一项目中所体现出来的我国古代劳动人民的劳动方式也被记录和保留了下来。与珍珠球相关的球网、球体、球拍等，无疑都将成为我国民族传统体育文化的重要代表性道具。从这个意义上说，珍珠球是我国传统体育文化的"活化石"，是对我国古代体育运动形制、体育文化的最好保留与体现，具有重要的历史研究价值。目前，满族珍珠球已被列入《第二批国家级非物质文化遗产名录》。

二、珍珠球活动发展现状

改革开放以后，珍珠球活动已经在满族聚居地区形成一定的规模，每年都要进行不同层次的竞赛活动，参与人数众多。然而，目前除了我国东北地区以外，这一活动在全国其他地区很少开展，甚至大多数人还不了解这项活动。虽然珍珠球是一项受到普遍欢迎的体育项目，但目前在我国各项竞技体育比赛中，它还只是在少数民族体育赛事中占有一席之地，还没有在全国推广开来。这与其运动器材简单、场地选择限制少、具有广泛的群众性及适合在山区和农村开展的优势极不相称。

珍珠球进入大型综合类的体育比赛，一方面能够弘扬我国少数民族体育文化；另一方面可以借由珍珠球自身的发展来提高人民群众参与少数民族体育项目的积极性，带动类似活动的发展。1984年，珍珠球被正式列入国家体育竞技项目，使这项具有民族性、历史性和浓郁生活气息的少数民族体育运动得到了传承和认定。1991年5月，国家体育总局、国家民委在承德市召集专家、学者重新编写了珍珠球竞赛规则。1991年，在第四届全国少数民族传统体育运动会上，组委会一致同意将珍珠球列为大会比赛项目。1995年，在第五届全国少数民族传统体育运动会上，珍珠球被国家民委和国家体育总局列为比赛项目。首都体育学院开展珍珠球活动已有几十年历史，珍珠球已成为该校的特色民族传统项目；中央民族大学、哈尔滨工程大学、西南民族大学、大连民族大学、广西民族大学、天津体育学院、广东技术师范学院、河北体育学院、集美大学等越来越多的高等院校将其列为公共体育课专业课程或选修课程；我国各满族自治县均将其列为传统体育项目，有的县还专门修建了珍珠球体育馆。可见，珍珠球作为我国最具影响力的少数民族传统体育项目之一，已成为我国竞技体育项目的重要内容。

珍珠球的主要规则与篮球相似，又像手球，而在配合性和丰富性上又高于篮球和手球，对抗性稍弱，技巧性稍强，适合中国人的体型和体力，又兼具游戏性、集体参与性。珍珠球源于生活，本身就是对劳动场景的还原，将体育运动之矫健与生活劳作之壮美紧密地融合在一起。同时要求参与者技术全面，精于协作配合。珍珠球对于场地、器械、参与者性别和年龄方面的限制少，人们可随机在街头空地或花园、庭院、山脚草坪等地方进行比赛；无论男女老少，都可以找一块平地，根据场地大小随时规定人数进行比赛。因此，珍珠球具有较强的机动性、实用性、健身性、娱乐性、观赏性，且便于普及。珍珠球运动是综合性的非周期性集体运动，其技战术系统的实践操作与运用是通过变化着的时间、位置、距离、场地、设施、环境，运用跑、跳、投等方式来完成的。在这一过程中，人们的智力、体力、心理都要承受各种复杂因素的影响。因此，参加珍珠球活动，对于增进健康、提高身体素质、促进心理修养、培养团队精神等都具有积极的作用。

在我国目前开展的全民健身活动中，新兴的、具有普适意义的运动项目数量并不很多。在这样的背景下，源自民间又深受人民大众喜爱且具备一定大众体育基础的珍珠球就具有重要的价值，是全民健身运动很值得推广的项目之一。

总之，珍珠球是我国古代少数民族人民留给我们的重要体育瑰宝，是体

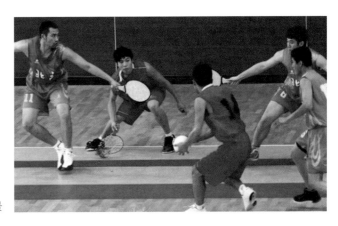

图3-3　珍珠球比赛场景

育运动和少数民族文化相结合的珍贵典范，具有弘扬体育文化和民族文化的
双重价值，因而更需要当代体育工作者、体育教育者很好地去研究、珍惜和
传承。目前，保护这一项目的最好方式，就是让更多的人参与到这项活动中
来，使得这项活动能够更多地介入人们的体育生活。珍珠球这一体育项目拥
有深厚的文化底蕴与良好的普及度，应当为更多的体育运动人士所接受，以
重现往日的辉煌，并不断发扬光大，在我国更广大的土地上生根发芽、开花
结果。

第三节　达斡尔族传统体育

　　达斡尔族主要分布在内蒙古自治区莫力达瓦达斡尔族自治旗、鄂温克族
自治旗、布特哈旗、阿荣旗，以及黑龙江省齐齐哈尔市梅里斯达斡尔族区、
富拉尔基区、龙江县、富裕县，黑河市嫩江县、爱辉区等；少数居住在新疆
塔城市。根据2010年第六次全国人口普查统计数据，达斡尔族人口为131992
人。达斡尔族使用达斡尔语，无本民族文字，主要使用汉字，少数人兼用满
文、蒙古文和哈萨克文。

　　"达斡尔"是该民族自称，意为"耕耘者"，最早见于元末明初。此后，
在我国史籍中常见"达呼尔""达古里""达呼里""达古尔""达糊里""达胡
尔"等音译写法。明末称"达奇鄂尔"。达斡尔人最早居住于黑龙江中上游地
区，即西起石勒喀河流域，东至黑龙江支流精奇里江和牛满江，北抵外兴安
岭，南至大小兴安岭的广阔地区。后金天聪年间，为索伦部之一部。达斡尔
族又称萨哈尔察部。《清圣祖实录》记载为"打虎儿"。尽管有不同的音译写
法，但指的都是达斡尔这一民族。

　　关于达斡尔族的族源，多数学者认为其为契丹后裔。其主要论据是达斡
尔族的历史传说与契丹族的历史变迁相吻合；达斡尔语与契丹语有很多相同
的词；达斡尔人与契丹人的生产生活方式较为接近，习俗方面也有许多共同
之处，如凿冰捕鱼、放鹰捕猎等。

　　达斡尔族是勤劳、勇敢、智慧的北方少数民族，悠久的农牧渔猎生活造
就了其独特的民间传统体育运动项目。其中，射箭、摔跤、颈力、波依阔、

赛马、掷坑、滑雪和萨克等，是达斡尔族民间较具特色的传统体育项目[1]。

一、摔跤

摔跤，是达斡尔族人一项古老的传统活动。这一活动主要在男子中盛行，是达斡尔族逢年过节不可缺少的体育娱乐活动。

达斡尔族摔跤有"拽腰带"和"薅肩头"两种："拽腰带"是从双方拽住对方的腰带后开始；而"薅肩头"则是揪住彼此肩头上的衣服摔跤。两种摔跤形式均有勾、绊、背、晃、旋、踢、抬等多种技术动作，最终以倒地者为败。获得胜利的摔跤能手被称为"大力士"。

二、颈力

颈力，是一项以比试颈部力量为特点的角力活动，在达斡尔族中有着悠久的历史。早在清代，就有年满15岁的达斡尔族男青年定期参加军事训练的规定；而在练兵习武的项目中，就包括颈力比赛。这一项目后来流传下来，逐渐演变为达斡尔族人民酷爱的一种类似拔河的传统活动。

在达斡尔族聚居区，无论是学校的操场上，还是村屯的场院中，甚至放学回家的路上，都可以看到青少年较量颈力的情景。

每年除夕之夜，在达斡尔族居住的草房中，人们坐在热炕的一端，一边喝着节日的美酒，一边兴高采烈地观看少年"布库"（达斡尔语，意为"大力士"）进行颈力比赛。

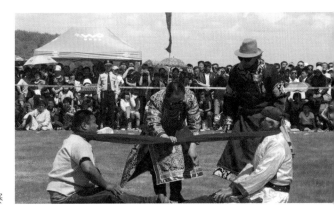

图3-4 达斡尔族人颈力比赛

---

① 崔乐泉：《中国少数民族传统体育》，94～100页，贵阳，贵州民族出版社，2011。

颈力比赛的规则为：参赛的两人相对端坐在地上，伸直双腿，双脚相蹬，各自双手叉腰或放在双膝上，用布带做环，将两端套在两人的脖颈上。随着裁判员一声令下，两人用脖颈使劲，争拉对方。如果一方被拉得臀部离开原地，或者曲膝歪倒，或者布带中心线偏向对方，则被判负。这种活动有助于对腿筋和颈力的锻炼。

三、掷坑

掷坑，是达斡尔族民间流行的一种投掷活动，来源于早期的狩猎生产活动。比赛规则为：在相距13米远的两头，各挖一个直径12厘米、深14厘米的圆坑。参加者3~6人，各持"撇子"（铅砣）从一头的坑边依次投向另一头的坑中，以投进者为胜方，其他人则以离坑远近排名次。

四、萨克

萨克，为达斡尔语，是嘎拉哈的意思，也就是鹿或羊的踝骨。这是达斡尔族妇女、儿童喜爱的一种体育活动。

在达斡尔族中，萨克活动有着不同的形式：第一种是先把萨克摆在地上，然后从十几步远的地方用箭射或用其他东西向萨克投掷，以射中或掷中者为获胜方。第二种是用手弹萨克的游戏。第三种是往上抛一个萨克，在其落下之前将其他萨克全部划拉在手里，如此反复抛接，并计算得分；如果几个人一起玩，得分多者获胜。

第四节　朝鲜族摔跤

朝鲜族人民热爱体育运动，摔跤是他们古老的体育和娱乐活动。素有"摔跤之乡"之称的吉林省延边朝鲜族自治州，具有悠久的摔跤历史。每逢端午节或中秋节，四方摔跤手云集，争夺锦标。

朝鲜族摔跤一般按年龄分为少年、青年、壮年三组。每次正式比赛，都由少年摔跤开场。只要来到摔跤场，任何人都可以参加比赛。朝鲜族摔跤使用腰腿带。腰腿带用长3米的麻布或白布做成，先缠腰际，其余部分有伸缩性地缠在右腿上。腰带约1.5米长。比赛时，双方蹲身略向前倾，右膝着地，左膝弯曲，足掌轻扣地面。而后相互搂住右肩，各用右手抓住对方的腰带，左手抓住对方的腿带。裁判员的哨声一响，双方即起身进行比赛。比赛中，不许扭对方的脖子和胳膊，不许用头部或拳头伤及对方。一般以三战两胜的方式决定胜负。朝鲜族摔跤，按照传统习俗，在盛大的正式比赛中，奖给获得冠军者一头大黄牛；因为黄牛是重要的役畜，又与农业生产结合紧密。当然，如此丰厚的奖品体现了人们对摔跤胜利者的尊敬，同时也反映了人们的普遍爱好。通过诗篇中的记载可以看出老百姓对摔跤运动的极大爱好和兴趣。例如，朝鲜大书法家金正喜在《阮堂先生全集》（卷十）中写道："端阳角抵尽材魁，天子之前亦弄才。胜负纷纷皆可喜，绿杨阴里哄堂来。"这反映出端午节摔跤比赛后全村欢乐的情景。

自古以来，在朝鲜族固有的风俗习惯中，摔跤游戏受到广大人民的欢迎。当然，朝鲜族的传统体育和游戏不限于摔跤一项，但摔跤游戏对传统文化的形成和发展有着特别重要的意义。18世纪的朝鲜学者柳得恭在著作《京都杂志》中曾经谈到，朝鲜族摔跤有内勾、外勾、箍脖等各种路数。从高句丽时期角抵家玄室的古墓壁画也可以看出现代朝鲜族摔跤与古代的摔跤并无多大差异。这说明，朝鲜族的摔跤在三国时代之前就早已流传，并十分普及。朝鲜族摔跤的起源与人类同自然界的生死搏斗是分不开的。在原始社会，人们为了生存和保护自己需要同猛兽或者其他部落进行搏斗，在这种搏斗中产生了不同类型的斗技和自卫术。

随着社会的进步与发展，这种斗技逐渐演变为以"原始综合艺术"来表现的游戏。为了保佑自己在战争中获得胜利，或者在农业中获得丰收，或者避免疾病等灾难带来的悲伤和不幸，在祭礼仪式中发展了综合艺术。在漫长的历史中产生了各种歌舞，也产生了摔跤活动。在这个时期，摔跤主要作为祭礼仪式中的一项重要内容而存在，并且这种原始的文化被传给了后代。三国时代已经盛行摔跤。当时的摔跤与弓箭、赛马、手搏等活动经常在一起举行。高丽时代，由于蒙古族入侵，受到蒙古族摔跤的影响，在高丽的老百姓中也大兴摔跤活动。高丽时代的忠烈王及其后代皇帝们，经常选拔健壮的武士进行摔跤比赛，并对取胜者给予布匹和虎皮作为奖励。《朝鲜王朝实录》世宗八年（1426）"三月二十五日"条中写道："两使登木觅山，俯临都城与汉江日，真胜地也，仍射侯使力士角力。"（木觅山，指现韩国首尔市南山）同年"四月二日"条中写道："两使登木觅山，使力士角力。"在岁时风俗中，摔跤已成为一项重要的比赛项目。例如，在端午节时就有男子摔跤比赛。《东国岁时记》"五月端午节"条中写道："丁壮年少者，会于南山之倭场，北山之神武门后，为角力之戏，以赌胜负。其法两人对跪，各用右手拿对者之腰，又各用左手拿对者之右股，一时起立，互举而抨之，倒卧者为负，有内勾、外勾、轮起诸势。就中力大手快，最赌屡捷者，谓之都结局。中国人效之，号为高丽技，又技撩跤。"同书"五月端午节"条中记载："金山俗端午日，群少会龄直指寺，为角力戏，远近咸聚，以赌胜负，闻风而观光者，以千百计，岁以为常。"（金山，指现在的金泉）柳得恭在《京都杂志》中写道："湖西俗，以十五日，老少出市，饮食为乐，又为角力之戏"，"十六日湖西乡俗，以角力戏，设饮食为乐，盖因农歇息力而然也，每年如之。"16世纪末朝鲜壬辰卫国战争时有名将金德龄用摔跤战胜日本侵略军的记载。另外，李氏朝鲜王朝后期有各种风俗画图，其中金弘道的风俗画图有鲜明而浓厚的儒教艺术形象。朝鲜的"摔跤"一词用汉字表示为角抵、角溉、角力、角戏、相扑、角支、争交、撩跤等。"角"解释为"比"，而"抵"解释为冲扑上去。过去"角抵"的大意是，两人相互冲扑上去比试一下力气；但在朝鲜，有些人反对这种解释方法。不管怎样，这些是不同历史时期举行摔跤比赛的依据。中朝之间互相传播摔跤技术，并吸取对方的摔跤技术，在此基础上发展了适合本民族特点的摔跤技术。多年来，朝鲜族每到端午、中秋等节日，便利用农村或城市的沙地、草地进行摔跤，比试力气和技巧。

中华人民共和国成立前，在朝鲜反侵略和面临生死存亡的民族危机之时，不少爱国志士为拯救国家民族危机，积极主张吸收西欧现代文化，重视近代体育，增强整个民族的体质，提高人民的健康水平。他们认为，要提高民族武力反抗外国侵略者的能力就必须强化体育，武力的强化同体质有着密切的联系。这样，人们普遍对近代体育的重要性有了认识，使教育和体育活动得到迅速发展。

日本侵占中国东北地区后以各种残酷的手段镇压抗日爱国运动，但朝鲜族的传统体育文化一直在斗争中生存。例如，1931年6月20—22日（阴历端午节之际），在龙井陆安桥附近海兰江畔的沙场上举行了规模盛大的朝鲜族摔跤大赛。这次比赛同往年一样，都以大黄牛作为摔跤冠军的奖品；但令人瞩目的是，对摔跤比赛的前三名都以牛作为奖品，奖品分别为大黄牛、中牛、小牛。而且这届大会是青年与中学生的对抗赛，因此声势浩大。比赛结果为：龙井青年尹忠烈、大成中学生金尚洙、龙井俱乐部的朴春植分别获得前三名。

中华人民共和国成立后，在党的民族政策的光辉照耀下，各种体育活动蓬勃发展。延边地区是老解放区之一，从1948年起，每年8月15日召开大型综合运动大会。1952年9月3日，为了庆祝伟大的抗日战争胜利日，庆祝延边朝鲜族自治区成立，举行了规模宏大的运动会。在大会上，进行了摔跤、跳板、荡秋千等比赛。自此，9月3日成为一年一度的重要节日，每年都要举行摔跤比赛。1953年11月，在天津举行了第一届全国民族体育表演及竞赛大会，延边朝鲜族人民也选派摔跤、跳板选手参加了大会。朝鲜族的摔跤特点是使用腰腿带，这种腰腿带是朝鲜族摔跤所特有的，在其他民族的摔跤里是看不到的。

朝鲜族摔跤技术复杂而多变。摔跤不仅需要力气，还需要技巧和灵活的战术。因此，有时瘦小的小伙子也能摔倒力大如牛的大汉，爆出冷门来。朝鲜族摔跤有内勾、外勾、轮起、箍脖等攻防技战术。朝鲜族这种摔跤运动的发展有利于开展国际摔跤与柔道运动。

1981年9月21—28日，国家体委、国家民委在北京共同召开了全国少数民族体育工作座谈会。座谈会上提出了"积极提倡，加强领导，改革提高，稳步发展"的方针和"贯彻落实党的民族政策，积极开展民族传统体育和现代体育活动，提高少数民族的健康水平和体育运动技术，活跃群众文化生活，促进民族团结，建设社会主义精神文明"的任务。

随着朝鲜族摔跤运动的发展，涌现出不少有才华的运动员。这些运动员经过国际摔跤与柔道运动的训练，在国内外重大比赛中取得了很好的成绩。例如，延边朝鲜族自治州的朴明燮，1965年9月在北京举行的全运会上获得最轻量级的摔跤金牌，在1966年4月战胜来访的日本前奥运会最轻量级冠军。哈尔滨师范大学体育系的李龙焕，从1972年到1975年连续三次获得黑龙江省牡丹江地区朝鲜族摔跤冠军，并在1978年获得黑龙江省重量级国际自由式摔跤冠军；他还代表黑龙江省参加了1980年的全国国际摔跤比赛。延吉市第二高级中学学生李勇从小喜欢摔跤运动，1983年8月，他代表吉林省参加了第五届全运会，在74公斤级摔跤的决赛中战胜曾经多次获得全国冠军的内蒙古选手，获得金牌；1991年，他在全国少数民族传统体育项目比赛中获得摔跤冠军。东北三省的朝鲜族摔跤运动员在自由式国际摔跤和柔道比赛中取得过很多成绩。这说明，少数民族运动员是发展我国体育运动、攀登世界体育高峰的一支重要力量。

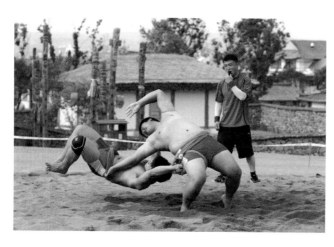

图3-5 摔跤比赛现场

第四章

东北民间竞技

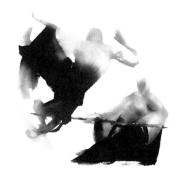

第一节　鹿棋

一、鹿棋起源

鹿棋，又叫围鹿棋，流传于内蒙古地区和东北三省的蒙古族、达斡尔族、鄂温克族等群众中。达斡尔语称为"包格·塔里贝"，鄂温克语称为"呼莫哈奥克特"，蒙古语称为"宝根吉日格"。棋盘可绘在木板或纸上，也可画在沙土上。鹿棋是在达斡尔族中普遍开展的体育活动，具有浓郁的民族特色，反映了早期集体围猎的生产活动。

二、玩法介绍

棋盘的主要部分是正方形，由5道纵线和5道横线组成，再画6道斜线，其交叉点与纵横线的交叉点一致。另外，在正方形正中外侧两端各有一个小"山"：一侧是菱形的，一侧是三角形的，内画"十"字交叉。两人对弈，其中一方执"鹿"，有2个棋子；另一方执"士"，有24个棋子。棋子可用"萨克"（兽踝骨）或石头、小木棍制作，也有很精致的木雕棋子。

对弈时，先把2个"鹿"分别放在"山口"上，将8个"士"放在棋盘中间内层正方形的8个点上。双方每人一步，轮流执棋。执"鹿"者先走棋子，可走一格，或从一个"士"上跳过，并吃掉被跳过的棋子，争取多吃掉"士"，使对方无力围堵。执"士"者走棋子时，先把手中的16个棋子每次只下1枚，之后走棋盘中的棋子，每次只能走1子，1子只能走1格，尽力围堵对方并避免被吃掉。最后，若2只"鹿"被围住不能动，则执"士"者获胜；若执"士"者失子太多，已无力围住对方的"鹿"，则执"鹿"者获胜。

此项游戏简单易学，启迪智慧，深受人们喜爱。

鹿棋是蒙古族传统的竞技娱乐项目，是蒙古族人民尤其是青少年喜爱的棋类游戏，长期以来丰富着蒙古族人的生活。

鹿棋是蒙古族民间典型的棋类之一，历史悠久，群众性强。它反映了蒙古族人民的聪明智慧，在智慧类的民间体育中有着很好的学术价值，对于研究蒙古族的历史、民俗与社会有着较好的借鉴作用。

鹿棋体现了蒙古族的生活习俗，是激发人们斗志、振奋人们精神的大众性传统项目，对于增进民族团结、加强文化建设有很好的实用价值。此外，鹿棋还具有浓郁的民族特色，对于研究蒙古族的绘画、棋艺等有着独特的艺术参考价值。

随着时代的发展和民族的融合，蒙古族赖以生存的草原环境、生活习惯都发生了变化。过去深受青少年喜爱的鹿棋已经被现代的网络、电视和其他文体活动所取代。到21世纪初，仅有偏远地区的蒙古族群众时常对弈鹿棋，其原生态的更多内容难以保持。一些棋艺较好的民间艺人年事已高，有的相继谢世，传承人较少。流行的各类文体活动中并不包括民族传统的鹿棋，其衰弱趋势日益严重。

为了抢救和保护传统的鹿棋竞技娱乐活动，吉林省前郭尔罗斯蒙古族自治县（以下简称前郭县）已制定并努力实施保护计划。2007年5月，该县人民政府已将其列入《前郭县第一批非物质文化遗产名录》。2009年4月，松原市人民政府将其列入《松原市第一批（市、县级）非物质文化遗产名录》。2009年9月11日，蒙古族鹿棋由吉林省前郭县申报，经吉林省人民政府批准列入《吉林省第二批非物质文化遗产名录增补项目》。同时，蒙古族聚居的查

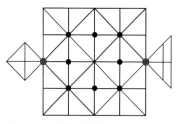
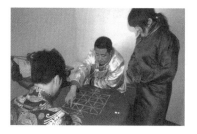

图4-1　鹿棋对弈①

① 吉林省文化厅：《吉林省非物质文化遗产名录图典》，134页，长春，吉林大学出版社，2012。

干花镇在草原文化馆举行鹿棋比赛，鼓励蒙古族群众传承棋艺。前郭县文化主管部门还本着"保护为主、抢救第一"的原则，采取有力的措施，通过命名、授予称号、表彰奖励、资助扶持等方式，鼓励传承人进行传习活动。此外，还通过社会教育和学校教育，使鹿棋这种传统娱乐项目在全社会得到认同、尊重和弘扬。在中国第四个"文化遗产日"前夕，内蒙古自治区阿左旗在巴彦浩特多功能体育场举办了阿左旗非物质文化遗产展演活动，鹿棋等被列入展演项目，使更多人认识了鹿棋这一非物质文化遗产。①

第二节　昆仑派无极门武功

昆仑派是中国最古老的道家武学宗派。昆仑派无极门是昆仑派长门，其武功传承至今仍保持原始风貌与文化特质，内涵深邃，功法独特。

黑龙江省文史研究馆《龙江文史》第十辑载文《传统武学与现代养生学研究》称，昆仑派源于周代，始祖为老子。老子著有《道德经》，始创昆仑太极拳、养生功十三诀，重视养生术。

昆仑派与崆峒、少林、武当、峨眉并称中华五大传统武术宗派。昆仑派分为无极、有极、太极、形意、八卦五门。无极门鼻祖孙武，著有《孙子兵法》十三篇。孙子承传老子武学之道，使中国武术与兵法结合，声振古今。

昆仑派武功发祥地为昆仑山，中兴地为沧州、京津，现代主要传承地为黑龙江。

老子、孙子皆春秋人，"止""戈"二字合为武。在2500多年的漫长岁月中，昆仑派正是因为奉行老子"无为"与"止戈"的理念，才创造出昔日武林至尊的辉煌。

昆仑山口属多年冻土区，气候寒冷潮湿，空气稀薄，雪峰突兀林立，高原冻土终年不化。因气候环境变化，不适合人居，昆仑派于晋代南迁。其长支无极门入沧州、京津诸地，历经各代，逐渐形成以河北、京津为轴心的中

---

① 吉林省文化厅：《吉林省非物质文化遗产名录图典》，134页，长春，吉林大学出版社，2012。

原宗派。

2008 年 3 月 1 日，黑龙江电视台（卫视频道）与国家武术管理中心合办了《龙武堂》系列文化节目，有记者亲至青海昆仑山实地考察，经权威专家证实："真正意义的原始昆仑派武功在其发源地已不存在，现在青海昆仑武术是明代镇守边关大将后传过去的。"

据《拳经》记载："吾国技击之学，发端于战国，昌明于唐宋，极盛于明清。"昆仑派武功发端于战国，是中国武术与养生学的源头。民国年间，中央技击学会藏版的《国术大全》之《拳术器械名录》所述第一件兵器就是昆仑派的昆仑刀，且详述刀谱。

昆仑派五门中唯有无极门发端于战国。无极门实为昆仑派的中流砥柱，其他四门皆为无极门派生分支。形意门始于宋，八卦门成于清。故昆仑派无极门武功集昆仑派武功之大成，实际上是昆仑派掌派武功，因此在市级非物质文化遗产名录中定名为"昆仑派武功"。

据《沧州武术志》与《沧州武术》记载，张廷义在沧州传播昆仑埋伏拳，武术家吉万山的师爷隋星瑞即师从张廷义习此拳。张廷义为埋伏拳法在沧州的第一代传人，张传西高坦村隋星瑞，隋传本村王汝生、吉占魁，王传吉万山、王树祥、隋运朴。清光绪初年，张廷义在北京苑城镖局任总镖头，人称"盖京南"。

《哈尔滨史志》1988 年第四期中《武林英杰——吉万山与吴锡臣》记载：吴锡臣在哈尔滨铁路大厂子一掌制服主动挑衅的日本柔道高手把头，并在江北太阳岛空手降伏八个手持凶器的俄国人，救下一名被打得头破血流的中国同胞。

哈尔滨市社会科学院地方史研究所《东北史研究》2008 年第 1 期中《吉万山师承与打擂考》记载：吉万山打擂前夕，恭请两位昆仑派高人吴锡臣、祁树兴于吉宅，共同研究制敌招法与方案至深夜。结果，吉万山战胜了"打遍天下无敌手"的俄国大力士杰列柴夫，一举扬名天下；而吴、祁两人无缘上阵，成为幕后英雄。

无极门入驻河北沧州县，在明清之际名威大振。其昆仑派武学理论与技艺皆达到辉煌的顶峰。昆仑派身怀绝技的名师剑侠吴纯芳与行义侠张廷义，先后在北京苑城镖局任总镖头，公开在武学圣地打出"压倒河北""盖京南"的旗号，足见其技冠武林，名扬五湖四海。然而因鸦片战争爆发，洋枪火炮开启了闭关锁国的中国大门，闻名遐迩、笑傲江湖两千余载的昆仑派伴随着全国各地星罗棋布的镖局的歇业而退隐市井，间或以设立武馆谋生，艰难为继，后逐渐销声匿迹。

晚清时，黄河下游连年遭灾，原来雄踞河北、山东的昆仑派领军人物伴随着数千万闯关东大军出关北上，其中昆仑派一代宗师、无极门第五十一代掌门吴锡臣在黑龙江长期设立武馆授徒，而关内的昆仑派则日渐式微。

2002年6月14日，《沧州日报》刊发文章《昆仑拳术就这样在沧失传》，其引言写道："昆仑拳术是极富有魅力的一个拳种，而如今其几百名沧州传人竟无一人在练。"

孙学孟曾赴师父吴锡臣、师爷张廷义故里，遍访其后人、亲属、门人中知情者。2008年3月6日，《沧州日报》以《昆仑派无极门五十二代掌门人来沧寻根》为题进行报道，结果证实昆仑派武功在沧州后继无人。

由于社会的变迁，传统昆仑派武功在发源地昆仑山久已绝迹，在中兴地沧州亦无人演练，如今就在四季分明、沃野千里的黑龙江大地扎根繁衍。昆仑派无极门武功以研求长生术与健身为本，重视精、气、神等内在的修炼，集武德、武论、武艺于一体，技术理论体系完备。本门独特功法与器械达百种，历经千古岁月，未像众多武术门派受现代竞技武术影响而趋同化，至今仍保持原始独立状态。不仅拳型、步法、技法奇异，理论也与众不同。

2006年9月，少林寺高僧释延王答《北京科技报》记者李婵专访时说："武林里有很多门派，武当、昆仑、峨眉，等等。各派的理论基础不一样。少林功夫的理论基础就是禅，武当的基本理论是道，峨眉派是以佛教为主融入道家的东西，昆仑派则以道家为主融入了佛家的东西。"

其实，昆仑派武学理论的核心是以道家为本，辅以儒家的仁德和佛家的佛性，兼容吸纳诸多传统文化与崆峒、少林、武当、峨眉诸派武学中的养生和技击精华。其神秘而独特的养生功法，为现代养生提供诸多极其珍贵的养生之术。昆仑派武学的神奇与实用之处，就是通过徒手运动，修炼身心，达到增强体质、养生益寿的最佳效果，对诸多疾病的预防和治疗及心理健康具有极为特殊而重要的作用，可极大地改善生活质量，提高国民综合素质。

昆仑派无极门从诞生之日起即以养生为主旨，故历代掌门不乏耄耋以上的寿星。其武功具有健身与益智、技击与学术、教育与文化六大价值，以及养生、养性、养颜、防身、健体、技击、治病、疗伤、增智、益寿十大功能。

昆仑武学功法结合古代导引、吐纳之术，运用中国古代阴阳学说和中医经络学说，以意行气，可使身体气通血顺，开经通脉，强筋健骨，充实内力，保养脏腑，增强免疫功能，起到祛病医伤、延年益寿的效用，尤其对神经衰弱、心脑疾病等多种慢性病的预防与治疗都具有极为重要的作用。

1983年，《武门精粹》特辑中刊载信守先生所著《武林少见的昆仑派》一文。该文指出："我国武术历史悠久，流派繁多。在诸流派中，为世人所知甚少的昆仑派，却独具风采，别有天地。昆仑派独树一帜，技法独特，内容丰富，既有技击护身之术，又有健身益年之术。其功效为舒筋活血，防治疾病，保健强身，对高血压、低血压、心脏病、神经衰弱、肠胃病、类风湿、关节炎等有特殊疗效。"

昆仑派在我国武坛占有重要地位，是武术宝库中的一份珍贵遗产。但因为门户保守，独家秘传，其影响远不如少林、武当、峨眉等派。它的发扬光大，还有待武术工作者进一步挖掘、研究和整理。

昆仑派无极门现任掌门为孙学孟。孙学孟现任哈尔滨师范大学数学教授，黑龙江省文史研究馆馆员，中国昆仑派无极门五十二代掌门，黑龙江省传统武学研究会会长，黑龙江省传统文化协会常务会长兼专家顾问委员会主席，北大荒博物馆馆藏文化名人（武术学者），黑龙江-沧州传统武学文化促进会会长，哈尔滨市非物质文化遗产评审专家，沧州国学院名誉院长，以及以色列龙道武术学校名誉校长，俄罗斯远东武术理论与实践研究会中国功夫首席顾问。

孙学孟研习传统武术60年，20世纪70年代任哈尔滨市四个武术辅导站总教练与尚志武术馆馆主。从2000年至今，在哈尔滨师范大学主讲三门昆仑派武术课，被哈尔滨市教育局特聘为武学教授，共教授中国、俄罗斯、美国、日本、韩国、法国、以色列、阿根廷、哈萨克斯坦、塞浦路斯、白俄罗斯等国弟子逾万人，其中有以色列全国散打冠军，俄罗斯、美国等国散打亚军、季军，中国散打冠军，黑龙江省第3届体育教师基本功大赛团体、全能、个人第一名。

孙学孟教授创建了武学养生理论、中国第一个传统武学研究会和国家最高级别武学科研社团，其科研成果《传统武学现实与长远价值研究》和《传统武学与现代教育研究》由哈尔滨师范大学推荐申报国家社会科学基金项目。

孙学孟作为昆仑武学学者，亲往吉林、辽宁、河北、山东、山西、湖北、云南、四川、福建、广东、广西、海南、浙江、江苏、重庆、上海等地考察昆仑武学，并到海法、耶路撒冷、卡拉密也、科利亚特阿达四市及哈尔滨船舶工程学院（现哈尔滨工程大学）、哈尔滨工业大学等高校做学术报告与

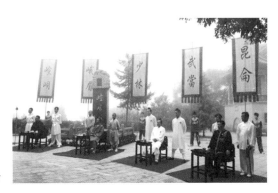

图4-2　崆峒派武林大会

传授武学。

2007年出版的《哈尔滨年鉴》之"大事记3月23日"记载：哈尔滨师范大学副教授孙学孟应以色列运动、艺术和文化协会邀请，到以色列进行为期两周的中国武术讲座。他是第一个在以色列公开教授武术的中国人。他还在哈尔滨创办了国内第一个昆仑拳法研究会。

孙学孟在《武当》《精武》《科学养生》等专业期刊上发表昆仑武学学术论文多篇，代表作为《武术最高境界是养生》《昆仑掌门亲传"老子养生功"（十三诀）》。他在哈尔滨市政协庆祝国庆与政协成立60周年《摄影艺术展作品集》中发表作品《武学国粹》。

2011年8月，孙学孟以中国昆仑派掌门身份，率领14名昆仑派弟子，应甘肃省平凉市政府与中国崆峒武术协会之邀，出席中华武林大会暨中国·平凉崆峒旅游文化节。在大会上，孙学孟亲自为观众展示了一部分昆仑派武艺。他虽然时年66岁，但依然身手矫健、动作敏捷。他在这次大会上荣获特

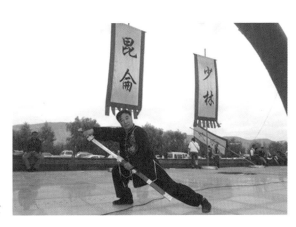

图4-3　孙学孟展示昆仑派武艺

殊贡献奖，获"承扬中华国粹、弘扬武术精神"锦旗及三尺二寸长特制宝剑。

2011年9月23—26日，孙学孟在绥芬河市主办的中国黑龙江省传统武学教练第四期培训班上，培训俄罗斯乌苏里斯克武术协会主席尼古拉·尼古拉耶维奇和国内的绥芬河市武术协会主席穆文志，绥芬河市武术协会常务副主席尚春杰，以及牡丹江、佳木斯等地百余名教练。

从2000年至今，孙学孟与其子孙皓在哈尔滨师范大学江南校区田家炳现代教育书院大练功厅——昆仑武学科研与实践中心，义务培养昆仑派弟子与武学爱好者，并撰写系列丛书《中国昆仑派武学大全》。

第三节　蒙古族那达慕

"那达慕"是蒙古语，亦称"那雅尔（Nair）"，意为"娱乐"或"游戏"。

一、那达慕起源和发展

那达慕大会是蒙古族历史悠久的传统节日，在蒙古族人民的生活中占有重要地位。在每年七、八月牲畜肥壮的季节举行的那达慕大会，是人们为了庆祝丰收而举行的文体娱乐大会。那达慕大会上既有惊险刺激的赛马、摔跤，令人赞赏的射箭，也有争强斗胜的棋艺，还有引人入胜的歌舞。

赛马是大会上重要的活动之一。比赛开始，骑手们一字排开，个个扎着彩色腰带，头缠彩巾，洋溢着青春的活力。赛马的起点和终点都插着各种鲜艳的彩旗，只等号角长鸣，骑手们便纷纷飞身上鞍，扬鞭策马。一时红巾飞舞，如箭矢齐发。前五名到达终点者成为草原上最受人赞誉的健儿。射箭、摔跤等比赛也吸引着众多牧民。

那达慕大会是居住在内蒙古自治区等地的蒙古族、鄂温克族、达斡尔族等少数民族人民的盛大集会。大会期间，各地农牧民骑着马，赶着车，带着皮毛、药材等农牧产品，成群结队地赶往大会的广场。

那达慕在蒙古族人民的心中古老而又神圣。它有着悠久的历史。最早记载那达慕活动的是1225年用畏兀儿蒙古文（古蒙古文）铭刻在石崖上的《成吉思汗石文》。《成吉思汗石文》记载，那达慕起源于蒙古汗国建立初期。早在1206年成吉思汗被推举为蒙古大汗时，他为了检阅自己的部队，维护和分配草场，在每年七、八月间举行"大忽力革台"（大聚会），将各个部落的首领召集在一起，为表示团结友谊和祈庆丰收，都要举行那达慕。

起初只举行射箭、赛马或摔跤的某一项比赛。元、明两代，射箭、赛马和摔跤比赛结合在一起，形成"男子三项"，也成为那达慕大会上比赛的固定形式。

清代，那达慕逐步变成了由官方定期开展的有组织有目的的游艺活动，其规模、形式和内容较以前均有发展。当时的蒙古族王公以苏木、旗、盟为单位，每半年、一年或三年举行一次那达慕大会，并对比赛获胜者分等级给予奖赏和授予称号。但当时由于王公贵族的操纵，那达慕大会上经常是王爷的摔跤手、赛马手和弓箭手获得冠军。

那达慕的前身是蒙古族的"祭敖包"，是蒙古族在长期的游牧生活中创造和流传下来的具有独特民族色彩的竞技项目和游艺、体育项目。

那达慕期间要举行大规模祭祀活动，喇嘛们要焚香点灯，念经诵佛，祈求神灵保佑，消灾消难。那达慕的主要内容有摔跤、赛马、射箭、赛布鲁、套马、下蒙古棋等民族传统项目，有的地方还有田径、拔河、排球、篮球等体育竞赛项目。此外，那达慕上还有武术、马球、乘马斩劈、马竞走、乘马技巧运动、摩托车等精彩表演。参加竞走的马必须受过特殊训练，四脚不能同时离地，只能走得快，不能跑得快。夜幕降临，草原上回响着悠扬激昂的马头琴声，篝火旁男女青年轻歌曼舞，人们沉浸在节日的欢乐之中。

摔跤是蒙古族人民特别喜爱的一项体育活动，也是那达慕上必不可少的比赛项目。蒙古语称摔跤为"博克偶巴依勒德呼"，称摔跤手为"博克庆"。蒙古族的摔跤有着独特的服装、规则和方法，因此也叫蒙古式摔跤。

摔跤手要身着摔跤服"昭德格"。其坎肩多用香牛皮或鹿皮、驼皮制作。皮坎肩上有镶包（亦称泡钉），以铜或银制作，便于对方抓紧。最引人注目的是摔跤手皮坎肩的中央部分，那里饰有精美的图案，图案呈龙形、鸟形、花蔓形、怪兽形，给人以凝重华贵的威严感。摔跤手身着的套裤用十五六尺长的白绸子或各色绸料做成，宽大多褶。裤套前面双膝部位绣有别致的图案，呈孔雀羽形、火形、吉祥图形，底色鲜艳，图呈五彩。他们足蹬马靴，腰缠一宽皮带或绸腰带。著名摔跤手的脖子上缀有各色彩条——"江嘎"，这是摔跤手在比赛时获奖的标志。

蒙古族的摔跤有其特点：按照蒙古族的传统习俗，摔跤运动员不受地区、体重的限制，采用淘汰制，一跤定胜负。参加比赛的摔跤手人数必须是2的乘方数，如8，16，32，64，128，256，512，1024等。比赛前先推举族中的一位长者对参赛运动员进行编排和配对，在蒙古长调《摔跤手歌》唱过3遍之后，摔跤手挥舞双臂，跳着鹰舞入场，向主席台行礼，顺时针旋转一圈，然后由裁判员发令，双方运动员握手致意后比赛开始。

摔跤技巧很多，可以由捉、拉、扯、推、压等13个基本技巧演变出100多个动作。可以互捉对方肩膀，可以互相搂腰，还可以钻入对方的腋下进攻，也可以抓摔跤衣、腰带、裤带等。蒙古族摔跤的最大特点是不许抱腿。其规则还有：不准打脸；不准突然从后背把人拉倒；不准触及眼睛和耳朵；不许拉头发、踢肚子或膝部以上的任何部位。

《宦海沉浮录》云："布裤者，专诸角力，胜败以仆地为定。"摔跤选手膝盖以上任何部位着地，即为负。

蒙古高原盛产著名的蒙古马，其能跑善战，耐力极强。自古以来，蒙古族人就对马有特殊的感情。他们从小就在马背上长大，都以自己有一匹善跑的快马而感到自豪。训练烈马、精骑善射是蒙古族牧民的绝技，通常把是否善于驯马、赛马、射箭、摔跤作为鉴别是否为一个优秀牧民的标准。

蒙古族赛马是蒙古族传统体育娱乐活动之一。现在，赛马比赛多在那达慕大会时举行。届时在内蒙古大草原上，远近百里以至几百里的牧民驱车乘马赶来聚会，参加赛马活动。赛马场上，彩旗飘飘，鼓角长鸣，热闹非凡。

蒙古族赛马不分男女老少均可参加。少则几十人，多则上百人，一起上阵，直线赛跑。为了减少马的负荷量，无论老少，大都不备马鞍，不穿靴袜，只着华丽彩衣，配上长长的彩带，襟飘带舞，显得格外英武。

在现代，赛马项目包括快马赛、走马赛、颠马赛。快马赛，主要比马的速度，一般为直线赛跑，赛程一般为20，30，40千米，先到达终点者获胜。走马赛，主要是比马步伐的稳健与轻快。颠马赛是蒙古族特有的马上竞技表演项目。

射箭是蒙古族传统的"男子三项"的项目之一，也是那达慕最早的活动内容之一。早在800多年前，蒙古人分为许多不同的部落，他们的经济生活大体可分为游牧经济和狩猎经济两种。在成吉思汗统一蒙古以后，虽然狩猎经济的部落逐渐转向了游牧经济，但狩猎时期长年积累下的拉弓射箭的本领却保留了下来，以防外敌侵略和野兽袭击畜群。没有牲畜的贫苦牧民，则仍依赖弓箭捕杀动物维持生活。

蒙古族射箭比赛分近射、骑射、远射三种，有25步、50步、100步之分。近射时，射手立地，待裁判发令后，放箭射向箭靶，优者为胜；骑射时，射手在马的跑动中发箭，优者为胜。比赛不分男女老少，凡参加者都自备马匹和弓箭，弓箭的样式、弓的拉力及箭的长度和重量均不限。比赛规则是三轮九箭，即每人每轮只许射三支箭，以中靶箭数的多少定前三名。

那达慕已有近800年的历史，一直在锡林郭勒草原上流传和发展，深受各族群众的喜爱，成为蒙古族文化传统的重要载体。那达慕上的各项活动是力与美的显现、体能和智慧的较量、速度和耐力的比拼，比较全面地展示了在草原上生活的人民群众的综合素质。

那达慕是具有广泛群众性和娱乐性的传统民俗文化活动，具有广泛、深刻的文化内涵，反映了蒙古族的价值观和审美观。发掘、抢救和保护那达慕，对于中国体育事业乃至世界体育的丰富和完善都有重要价值。

二、那达慕现状

2006年5月20日，该民俗经国务院批准被列入《第一批国家级非物质文化遗产名录》。

无论大型还是小型那达慕，一般都集中在每年的春、夏、秋三个季节举行，而且每次都有赛马、摔跤、射箭三个体育项目。蒙古人把这三项比赛称作"好汉三技艺"。那达慕由较有名望的长者来主持。开幕式上，主持人献上洁白的哈达，朗诵颂词，赞美草原上的英雄博克、飞快的骏马和著名的射手

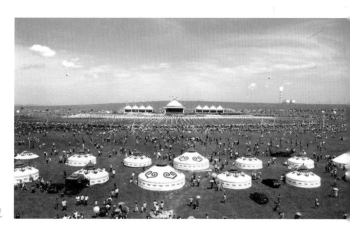

图4-4　蒙古族那达慕大会盛况

们，并祝那达慕胜利召开。

那达慕历来不是单一的体育项目比赛，而是草原文化、经济和信息的交流会。那多姿多彩的民族杂技、服装，蒙古族舞蹈和歌剧，把蒙古族的风土人情集于一台，展示了草原人民勤劳勇敢、豪爽热情的性格；那范围广泛的经贸洽谈和产品展示，将内蒙古的资源优势和发展前景介绍给海内外的宾客。

过去的那达慕大会就是一座临时城市，是信息和商品的集散地。牧民往往在那达慕大会上卖出一年的收获，再买来一年用的东西。那达慕一直是蒙古族人民生活中的盛事，但由于现代商业逐渐发达，那达慕的交易功能不再那么重要了。

离开热闹的那达慕会场，向草原深处走去。草原上气候凉爽，但太阳照在皮肤上人会有强烈的灼痛感，而一走进阴凉处，马上就会浑身凉爽起来。

在通往金莲川草原的路边，到处都能看到遛马的骑手。在那达慕赛马之前一个多月，骑手们就开始调养马匹，通过节食让马瘦下来，但又不致把马饿得没力气，这对骑手和马都是一个考验。

离开金莲川草原，经过林木茂密的林场，前面是草原与浑善达克沙地的分界——小扎格斯台淖尔（淖尔，湖）。越接近沙地，水草越丰美。一阵风吹来，草浪从眼前开始，渐次低伏下去，直到天边。

小扎格斯台淖尔附近的牧民，每年5—11月在这里扎下蒙古包游牧。由于草原辽阔，整个夏天都不必转场。这里的牧民有车，有卫星天线，有风力发电机，现代生活设施一应俱全。除了放牧，近几年牧民也开始用自己的蒙古包接待游客。以前的蒙古包是不锁门的，奶制品也都晾在外面，任由客人品尝。

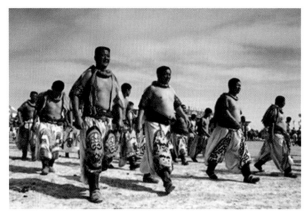

图4-5 那达慕大会上的赛手

在哲里木盟的腹地，远离闹市区，有一片占地万亩的草原名叫珠日河草原。茫茫的草原，碧绿的地毯，绿茵茵、软绵绵。远望珠日河草原，数十组蒙古包组成蒙古包群，仿佛在碧绿的地毯上嵌上蓝色的宝石。

蒙古族诗人席慕容曾两次走访察哈尔草原上的元上都遗址，并写下了《父亲的草原母亲的河》这首歌的歌词："我也是高原的孩子啊，心里有一首歌，歌中有我父亲的草原母亲的河……"

第四节 蒙古族射箭

自古以来，弓箭就是蒙古族人生活中不可缺少的武器。蒙古族人非常尊重优秀的射手，而射手也乐于当众表演或比赛，因而射箭便成了那达慕的重要比赛项目。

射箭的场面非常壮观。射手在颠簸的马背上拿弓、抽箭、搭箭、发箭。一马三箭要在规定的跑道上射完，如射不完是很不光彩的。

射箭起源于何时已不可考证，但是蒙古族史诗有关于射箭的精彩描绘。《蒙古秘史》提供了13世纪有关射箭比赛的内容。骑射是蒙古族狩猎和作战时所必需的。《蒙古秘史》中的"箭筒"作"豁儿"，佩戴箭筒的人叫"豁儿赤"（《元史》作"火儿赤"）。那时上战场的人必先训练使用弓箭武器，戴上箭筒是武士的荣耀。《蒙古秘史》第一百八十七节中记载：成吉思汗叫巴歹、乞失里黑二人做宿卫，并戴上箭筒。古代突厥人把弓矢看作权威的标志，弓曾为其右翼指挥官的标志，矢则为其左翼指挥官的标志。因此，古代战士视箭筒为生命。《蒙古秘史》第一百九十节记载，别勒古台说："还活着的时候，就让人家把自己的箭筒夺去，活着还有什么用？生为男子，死也要跟自己的箭筒、弓和骨头躺在一起。"波斯人以诗的语言对蒙古族男子发出了由衷的赞叹："他们都是神射手，发矢能击中太空之鹰，黑夜抛矛能抛出海底之鱼。他们视战斗之日为新婚之夜，把枪尖看成美女的亲吻。"成吉思汗的大将木华黎就是优秀的射手，据《元史》记载，他"猿臂善射，挽弓三石强"。在元太祖遇难时，他曾"引弓射之，发中三人"。那时，按照蒙古族习俗，弓箭是男子必带之物，也是珍贵的馈赠物。

从历史上看，自成吉思汗统一蒙古各部到忽必烈建立元朝，都是借助于弓马骑射之长。《元史·兵志》记载："元起朔方，俗善骑射，因以弓马之利取天下。"明清以来，骑射在蒙古族人狩猎和护射防敌中仍起重要的作用。明代《夷俗记》中有关于骑射的记载："上马则追狐逐兔，下马则控拳臀张。"这正是当时骑射生活的真实写照。

近代，蒙古族射箭比赛用的是牛角弓、皮筋弦、木制箭、铁箭头。箭靶为五种颜色的毡牌靶，靶的中心可以活动，被射中后就会掉下来。内蒙古博物馆存有这样的弓箭和箭靶。

蒙古族射箭比赛分立射、骑射、远射三种，有25，50，100步之分。比赛不分男女老少，凡参加者都自备马匹和弓箭，弓箭的样式、弓的拉力以及箭的长度和重量均不限。比赛规则是三轮九箭，即每人每轮只许射三支箭，以中靶箭数的多少确定前三名。

立射即站立射靶。彭大雅《黑鞑事略》云："其步射，则八字立脚，步阔而腰蹲，故能有力而穿扎。"脚步呈"八"字，重力在下，弓的弹力与人的弹力相和，故能射中。

骑射即跑马射箭。《黑鞑事略》载："凡其奔骤也，趾立而不坐，故力在趾者八九，而在髀者一二，疾如飙至，劲如山压，左旋右折如飞翼，故能左顾而右射，不特抹秋而已。"蒙古族人骑马多直乘鞍上，无拱背坐马之势，因而疾驰如飞，左顾右射。

远射比赛在古代曾受到推崇。据雕刻于1225年的《也松歌碑文》记载，成吉思汗在征服花剌子模后，在布哈萨朱亥地方召集众诺延（蒙古贵族及官员）开了（庆典）盛会。成吉思汗的侄子也松歌把箭射出了500米之远。

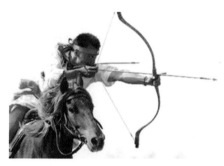

图4-6 蒙古族骑射

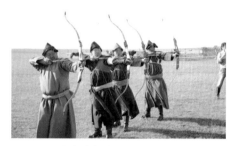

图4-7 蒙古族射箭比赛

第五节 武当铁松遗真

武当太乙门铁松派是东北道家内家武学的一大门派，起源于明末清初。在反清复明运动中，中原武林遭到了空前的浩劫。在这种情况下，武当名道铁松子提出了"跳出三界，不问尘事，专心事教，守吾真元"的主张，带领一批武林志士远走长白，融合千百年来闯关东的武学，开创了一派内家武学。后人为了纪念铁松子祖师，将这一支武学称为"武当太乙门铁松子别派"。该派主要功法有真元修真诀，动功如玉环桩、炼形功、九龙环、横运太极手、臂雷震掌、寒山内功七式等，静功如太合养生法、太素炼形法等。该派较好地保留了武当功法的系统。这一派武学近200年来均在长白山麓一带秘密流传，中华人民共和国成立前才开始由十一代祖师（道士李含贞）传入吉林。从20世纪三四十年代起在吉林一带流传，十二代、十三代、十四代的大部分传人均为吉林人，十二代仅3人、十三代5人、十四代13人。

该派保存有大量完整的图谱，为考证与学习提供了大量的依据。其中如意太极拳、太乙混元球、玄都玉女图、铁松遗真被列入省级非物质文化遗产保护项目。

李兆生，道号真阳，1949年生于吉林。自幼习文练武，先后受教于武当太乙铁松派十二代师尊阎政昌等十几位高贤。现为武当铁松派第十三代掌门、少林老祖飞龙宗第二十六代传人、雪山飞龙派第九代传人、先天太极第十八代掌门、张三丰龙行大草武当天龙神剑第九代传人……为了弘扬中华传统武学，达到强身健体的目的，李兆生现居京郊，传授武学太极，至今已传授的国内外学生不计其数。

刘铁成，道号广清，1960年生，是武当太乙铁松派第十四代传人，曾任武当拳功理功法研究会顾问、大连市武当拳协会副会长等。被《中国当代武术家辞典》《当代武林名流风采》《中国当代武林名人录》《武当武术精华》等收录，并著有《太乙混元球》《武当真宗丹脉》《铁松遗真》等。

刘铁成自幼体弱多病，在一个偶然的机缘下，拜武当太乙铁松派第十三代掌门李兆生先生为师，开始了习武练功的生涯。李兆生先生被誉为"百年难得一遇之奇人"，为传统文化集大成者，对"文之三绝"（诗、书、画）、"武之三绝"（软、硬、轻）、"道之三绝"（丹、符、剑）均有极高的造诣。刘铁成当时年幼单纯，敬师重道，加之天资颖悟、用功勤苦，深得师辈们喜爱，故较为系统、完整地承传了太乙铁松一派博大精深的武学与修持体系，包括许多至今尚未公开于世的修持内容。

刘铁成由于入门较早，精诚向道，除得到李兆生先生的悉心传授外，更有幸得以亲近太乙铁松第十二代的三位祖师徐殿明、阎政昌及李哲，得到了他们的传授与点拨，故其传承的理法完备，功夫纯正，更能以身显法，完整地体现了武当内家的宗风，是铁松第十四代传人中的佼佼者。刘铁成在修持的过程中，更以真心毅力得到了铁松第十二代祖师徐殿明的口传心授。徐殿明将太乙混元大法的全部修持内容倾囊相授。从此，刘铁成的修持有了更进一步的飞跃，由登堂入室而至大成的境界，对本门的功法也有了高瞻远瞩、更全面深刻的认识。徐殿明为铁松第十二代传人，穷毕生精力钻研太乙混元大法。徐殿明性格奇特，终身独居，早年从未授徒，仅在晚年时对刘铁成偏爱有加，将全部功法授予其一人，并嘱其认真修炼。

刘铁成得到徐殿明真传后，继续修行多年，直到1984年随师真阳（李兆生）先生出山。由于铁松一派独特的传统文化的底蕴与魅力，以及独到的治病养生效果，一出山就受到了社会上的关注与重视。其后，刘铁成传功治病，足迹遍及大江南北。他在广州居住时，感受到莘莘学子的热诚，经反复思考，将太乙混元大法首次公开。太乙混元大法一经传出，广大学习者习练后，均感到功效非凡，尤其是它对一些慢性疾病的防治，修身内养，效果几乎是立竿见影；修炼内家拳的人，可以感受到从功力到技巧的全面提高；修持内丹的学人，则可体会到丹法的真谛；而有志探讨传统修真灵性文化的学者，则通过太乙混元大法的修习，掌握了窥其堂奥的金钥匙。1993年，刘铁成应《武当》杂志社之邀，到丹江口参加第二届武当拳功理功法研究会。他带领学生在台上发言，并演示了武当内

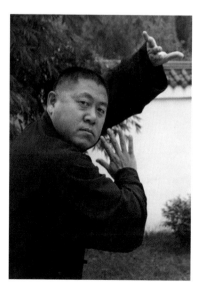

图4-8 武当铁松派传人刘铁成

家拳的拳法、剑法与锤法，获得大会的一致好评；女丹内修法"玄都玉女图"也在大会上首次公开，世人莫不惊叹武当内家修持的博大精深的内涵。之后，刘铁成还参加了泰山首届道家文化研究会，在会上共发表3篇关于武当太乙门修持内容的文章，获得与会专家的好评。

武当太乙铁松派的代表功法——武当玄都玉女功，是武当太乙门坤道的内功，是门内修炼"武当真宗丹脉"的一套功法。该功法由武当太乙铁松派第十四代传人刘铁成传授，梁志明整理献出。

武当玉环桩，由张三丰引入少林拳艺而创。相传，过去专为护道之武密，非护法道人不传，故实战威力巨大。适于武技、内功、医疗等专业人才增进功力的专修，可增进武技功效。代表人物是李兆生。其特点是在自我动态中调节本身的血脉元气。

玉环桩由8个动作组成，即二仪呈象、隐现虚灵、金顶沉锋、予注中元、水撞金轮、骊龙含珠、玉虚呈华、金凤返真。

武当真宗丹脉密传修真原图精习功法——《修真图》，远溯老子、吕纯阳、陈抟、张三丰祖师，又称为《丹成九转图》，以养生炼性为基础，图文并茂。近几百年来，在学术界有深刻影响，为儒释道三教的修持典范。

武当太乙散手为武当太乙铁松派武技功夫。在手法上讲究封闭擒拿，在腿法上讲究踢弹扫挂，于实战中尽显威力。

太乙八门掌法属于太乙门户掌，而太乙门户掌是武当太乙武技之母式与先锋。故谱文说："武当派，甚威严，门户乃为至上先。有法参禅无无数，妙途能化无上缘。"

第六节　蒙古族象棋

蒙古族象棋，蒙古语称为"沙塔拉"，亦称为"喜塔尔"，是古代蒙古族流行的一种棋种。

据清叶名澧《桥西杂记》记载，蒙古族象棋的棋制和走法是："局纵横九线，六十四卦。棋各十六枚：八卒、二车、二马、二象、一炮、一将，别以朱墨，将居中之右，炮居中之左，车、马、象左右列，卒横于前，棋局无河界，满局可行，所谓随水草以为畜牧也。其棋形而不字，将刻塔，崇象教也。象改驼或熊，迤北无象也。卒直行一卦至底，斜角食敌之在前者，去而复返，用同于车，嘉有功也。马横行六卦，驼可斜行八卦，因沙漠之地，驼行疾于马也。车行直线，进退自由。群子环击一塔，无路可出，始为败北。"

《中华全国风俗志》记载："蒙古棋与内地之棋不尽同。不知其所自始，局纵横九线，六十四卦，棋各十六枚，八卒、二车、二马、二象、一炮、一将，棋面圆形，将刻塔，象刻驼或熊，众棋环击一塔，以无路可出为败，此亦蒙古之特别文明也。"据《小方壶斋舆地丛钞》第二卷《塞上杂记》所载，蒙古族象棋与中国象棋不同之处是："象刻驼或熊，迤北无象也……无士，不尚儒生也……无河为界，所为水草以为畜牧也。"这显示出游牧生活的色彩。

据《绥远通志稿》记载，蒙古族象棋"以小木雕成各种模型。计诺彦（即诺延）二、狮虎各一、驼马各四、车轮二、宝盆二、小狮八、小虎八，共计三十二枚。弈时，双方各持十六枚。一方为诺彦、狮、驼、马、车轮、小狮，一方为诺彦、虎、驼、马、宝盆、小虎。两方公涂红黄二色。用方纸画为六十四格，各占三十二格。弈法：置棋子于方格中间。后行八格中，二格置诺彦与狮子，左右置驼、马、车轮。前八格各置小狮一。对方布置亦如之。对弈时谁先走谁后走，没有一定规矩。官长或右、或左、或前，只走一步。狮与虎左右前后斜可走八面。驼向前斜面。马走拐格。车轮、宝盆如象棋之车，可走前后左右。小狮、虎向前走一步，若走至对方底格，即可当虎狮之用矣。以困死一方诺彦为终局，其中运用无穷"。

蒙古族象棋是世界上最古老的博弈游戏之一。早在契丹王朝统治北方草原时期就有玩"喜塔尔"游戏的记载。不过，其棋子和走法比现在的蒙古族象棋简单一些。明代永乐年间的《艺仙集》有关蒙古族象棋的记载表明，现代蒙古族象棋的走法早在14世纪末即已定型，这比现代国际象棋的定型还要早100多年。在成吉思汗西征后的13世纪30年代，这种棋艺就先于欧洲而传到草原了。它是随着蒙古草原丝绸之路的延伸，经过波斯在蒙古族中流行起来的。直到清代《口北三厅志》转引明人的《艺仙集》介绍蒙古族象棋的棋步走法及规则，才开始为世人所注意。一般认为，蒙古族象棋和国际象棋同出一源，由古印度的四人棋戏"恰图兰卡"演变而来，距今已有2000多年的历史。此棋于7世纪传入阿拉伯国家，改定新名为"沙特拉"。约在15—16世纪时传入欧洲，几经变革后形成了现在的国际象棋。

但有人提出质疑。首先，古印度的"恰图兰卡"由大象、战车、骑兵和步兵共四种棋子组成，它们反映了古印度军队的组成兵种。但蒙古族象棋由诺延（此处指将军或王爷）、波日斯（狮子或者猎狗）、勒勒车（交通工具，而非战车）、马和骆驼（游牧民族日常生活和战斗中不可缺少的两种牲畜）、小卒等6种棋子组成。其次，蒙古族象棋的诺延与国际象棋的王不同。另外，蒙古族象棋的波日斯与国际象棋的皇后，蒙古族象棋的勒勒车与国际象棋的车（堡垒）、蒙古族象棋的马与国际象棋的骑士、蒙古族象棋的骆驼与国际象棋的象，都不一样。

也有人说，蒙古族象棋来源于西藏，之后随佛教传入蒙古族地区。据考证，这种说法是不确切的。首先，在西藏并无此棋的流行。再从蒙古族象棋之名称“沙塔拉”来分析，可以说是古波斯棋名“沙特拉滋”的转音。其次，蒙古族象棋的子路运行法，在蒙古族部分地区至今仍保留着“沙特拉滋”的旧制，即帅（国际象棋的后）和卒子不能对换，象走三格，帅走两格，卒子只能一格一格前进，以及王在左边等。因此，此棋传入蒙古草原的时间，可以追溯到公元13世纪，也就是中西文化交流频繁之际，从古代波斯传入蒙古族地区，并在蒙古族民间广泛流传开来。事实上，蒙古族象棋传入蒙古地区要比此棋于15世纪传入欧洲早200年，只是由于过去几百年停留在原始阶段，其招法毫无改进，连专门走法的记录和评论符号都还没建立起来，渐渐地就落后了。

蒙古族象棋棋盘由8 × 8的64格组成，分黑白格，完全反映了蒙古大草原游牧民族的生活特点。而古印度“恰图兰卡”的棋盘由9×9的81格组成。现代国际象棋的棋盘虽然也由8×8的64格组成，但它是由深（黑格）浅（白格）双色相间的小方格组成的。所以，蒙古族象棋是蒙古草原游牧民族特有的一种博弈游戏。蒙古族象棋和国际象棋又有很多共同之处。蒙古族象棋除了第二回合开始兵只能走一格和不能“王车移位”外，其他相应棋子的走法与国际象棋完全相同。蒙古族象棋的开局较漫长和带有封闭性的特点与国际象棋基本相同，中局、残局也基本上与国际象棋相同。同时，棋子和棋盘具有共用性，虽然棋子的造型和名称不同，但起始的摆法等都相同。所以，可以利用国际象棋的棋子和棋盘玩蒙古族象棋，也可以利用蒙古族象棋的棋子和棋盘玩国际象棋。蒙古族象棋与国际象棋的战术也完全相同。

蒙古族象棋的棋子和规则在各地均有所不同。

规则一

下棋者每方都有诺延（王爷）、哈昙（王后）各1个，哈萨嘎（车）、骆驼、马各2个，厚乌（儿子）8个（相当于卒和兵）。其中：

诺延：可以横、直、斜着走，进退随意。没有位置的限制，但每次只限走一格，两个诺延可以相遇，但不能用其他棋子代替诺延。

哈昙：没有格数的限制，横线、直线、斜线均可走。

哈萨嘎：只有横线、直线两种走法，格数不限。

骆驼：分别在各自的格中走，黑驼走黑格，白驼走白格。骆驼只能斜着走，格数不限。

马：类似于中国象棋走法，以"日"字形行走，先横走或直走一格，然后斜走一格。

厚乌：位于诺延前面的厚乌，第一步可以走两格，其他厚乌均走一格。当双方的任一厚乌到达对方的最末一格后，便成为被吃掉的对象。不过，蒙古象棋的规矩是不得吃掉对方的乌奴钦厚乌（孤儿）。

对局时，白方先走，以后双方轮流各走一着。吃掉对方的棋子，"吃掉路兵"，"兵的升格"都算走一着。这与国际象棋十分类似。

规则二

括号内为蒙古语音译。

王爷（Noin）：同国际象棋的国王。

狮（Berse）：同国际象棋的王后。部分地区是直线、横线走时步数不限，可是斜行只限一格，就如日本象棋的龙王。

骆驼（Teme）：同国际象棋的象。

马（Mori）：同国际象棋的马，但马不能将死王爷，否则和局。

车（Terge）：同国际象棋的车。无"王车易位"。

兵（hu）：同国际象棋的兵。升等只能升为王后。第一回合，双方必须走王前兵或后前兵，进两格开局。先行方若选择走王前兵或后前兵，后行方必须走对称的王前兵或后前兵进两格。之后，所有的兵每次只能沿直线走一格。

胜负的判定，据《绥远通志稿》记载，以死一方王爷为终局。其中变化与象棋相同。当王爷被对方"将死"，就算输棋；当双方均只剩王爷或双方只剩同色格的单骆驼，即为平棋。

蒙古族象棋一开始主要是在蒙古族贵族和寺庙里的喇嘛中盛行。到13世纪中叶，成吉思汗征战东欧时，由于军中训练和娱乐的需要，在士兵中广为普及。成吉思汗也经常与士兵们对弈切磋棋艺，称之为"文体活动之首"。此后蒙古族象棋在民间流传，很多妇女和儿童都以此对弈为乐。蒙古族象棋常被列为一年一度的草原盛会——那达慕大会——的比赛项目。届时，一个个棋盘在草地上排列开来，远近棋坛高手云集，观战助威者阵容庞大，甚为壮观。20世纪80年代中期，内蒙古棋协蒙古族象棋分会成立以后，蒙古族象棋的发展进一步受到重视，蒙古族象棋的比赛更为规范和广泛，其他民族的棋类爱好者也纷纷参与其中。

蒙古族象棋在内蒙古自治区和国内其他地区的蒙古族中有着广泛的群众基础，数十万人经常性地参与这项体育活动。鄂伦春族、达斡尔族、鄂温克族、回族、满族、汉族等民族的不少棋类爱好者，也十分喜欢蒙古族象棋。1989年举行的内蒙古自治区第二届少数民族传统体育运动会，把蒙古族象棋列为正式比赛项目。2004年国庆"黄金周"，呼和浩特市举行了内蒙古首届"棋协杯"蒙古族象棋赛，并实施了《蒙古象棋等级称号条例》。

蒙古族象棋作为一种娱乐活动，简单易学，人人皆宜。无论是青少年还是老年人，无论在什么地方都可对弈。对弈方法细腻，棋局起伏变化较大，稍不留神就可能功败垂成，想要取胜须有顽强的斗志和足够的耐心。蒙古族象棋活动同其他棋类活动一样，是一种心灵交流的"手谈"，是建立在诚信基础上的双方友好竞赛。但它同时也是一种智力的较量，再加上时间的限制，则更加紧张而刺激。对弈中，棋手需具有丰富的想象力、敏锐的洞察力和独特的创造力，这样才能赢得主动，立于不败之地。可以说，蒙古族象棋是集民族性、趣味性、知识性、开放性、竞技性、大众性、艺术性于一体的娱乐活动。作为一种民族特有的竞技活动，蒙古族象棋虽然不像摔跤、射箭和赛马那样出名，但也是仅次于它们的那达慕比赛项目。值得一提的是，蒙古族象棋的佼佼者常常也是国际象棋的高手。从这个意义上讲，蒙古族象棋完全

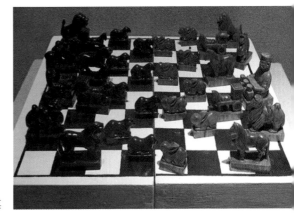

图4-9 蒙古族象棋

可以走向世界，其发展前景可谓一片光明。当前，在世界的棋类活动中，参加人数最多的当数中国象棋和国际象棋。蒙古族象棋恰恰继承了这二者的共同点，又独成一派。它既不像中国象棋那样有过多的疆域限制和等级色彩，也不像国际象棋那样附加很多特定的走法，从而导致不必要的复杂化。蒙古族象棋简约而不简单，开放而不放纵，是一种很好的竞技棋艺游戏。

第七节　金州梅花螳螂拳（六合棍）

梅花螳螂拳分为拳术、棍术和刀术，棍术就是六合棍。清代时，山东向大连地区的几次大规模移民，使起源于山东的梅花螳螂拳传到金州。六合棍源于山东福山县于姓人家，本来从不外传，只在本族内代代相习。后来，一位于姓子弟因故破例将这套棍法传给一个叫肖树斌的外姓人。肖树斌从山东烟台来到大连，将六合棍传给了梅世增。20世纪50年代，梅世增来到金州三十里堡居住，收下了吴富尉等五个徒弟。其中学得最好的是吴富尉，他从20岁开始练习六合棍，将六合棍演练得虎虎生威。自此，六合棍在金州扎下了根。

六合棍的棍谱分为六合，每一合都由不同的招式组成。六合棍突出实战性，没有花架子。它上马是枪，下马是棍；枪扎一点，棍打一片；讲究以攻为守，若对方来袭，我也同时出击；靠棍在出击中的旋转滚动化解敌方攻势，同时击敌制胜。

六合棍棍法复杂，要掌握一套完整的六合棍法需要五年的时间，因此掌握完整六合棍法的人很少，目前全国只有山东的于斧山和大连的吴富尉。为了把六合棍这项民族武术传承光大，第六代传人吴富尉正毫无保留地将六合棍传授给民间武术爱好者。

六合棍的制作要求极其严格，用来自莱阳五龙河边的一种特产的红蜡木制作，棍长1.9米，直径3厘米。

2007年6月，金州梅花螳螂拳（六合棍）入选《辽宁省第二批省级非物质文化遗产名录》。目前代表性传承人有吴富尉、吴福群等。

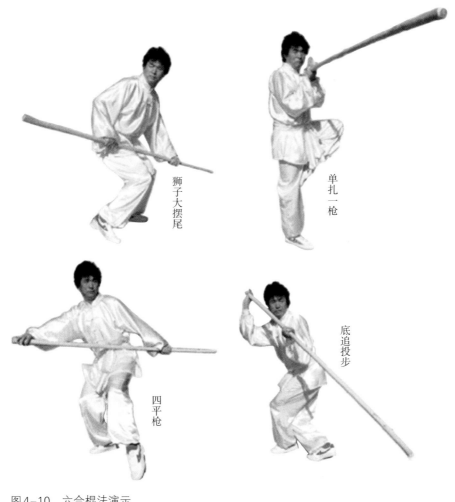

图4-10 六合棍法演示

第八节 辽阳逍遥门武功

辽阳逍遥门武功传承至今已近400年，历经十二代传人。据《逍遥门宗谱》记载，逍遥门始祖任逍遥遍访武林先贤，博采众家之长，苦心研修出一套新武功，以自己的名字命名为逍遥功，并于明万历四十年（1612）正式创建逍遥门。逍遥门武功从江西先后经山西、河南、山东，于民国时期传入辽宁省辽阳市，如今已传至逍遥门第十二代掌门段宏伟。段宏伟，原名窦长亮，1944年生，是窦忠奎（逍遥门第十一代掌门）的第四个儿子，出生后便被过继给窦忠奎的师弟段宝林做养子，从此更名为段宏伟。他从4岁起修炼逍遥门武功，36岁接任逍遥门第十二代掌门。

逍遥门武功是从修身养生、武德修为、攻防实战、武医结合等角度进行系统修炼的一种传统武术，其招法疾怪多变、凶猛凌厉。逍遥门武功分为内功、外功、器械功。内功主要是心法，分为逍遥赋和逍遥锦，用于修身养性；外功分为逍遥掌（逍遥拳）与逍遥武技道，用于技击实战、防身自卫、演武竞技；器械功分为逍遥剑、逍遥刀、逍遥扇、逍遥拐、逍遥铲、逍遥棍等，用于健体防身。无论是内功、外功还是器械功，都遵循一个核心灵魂，即"无拘无束、无为无形、无极无限、无贪无厌、有德有艺、有理有据、有功有法、有招有式、内外兼修、聚散如意、有形化无形、无形达至臻"。

由于逍遥门有着严格的门规禁律——"传内不传外、传子不传婿"，再加上没有文字资料流传，基本属于秘传，所以逍遥门武功至今仍是一脉单传，没有其他支派。为了弘扬武学，将逍遥门武功发扬光大，段宏伟打破门规，广收弟子。现有入门弟子22人，分散在全国各地及韩国首尔。

习武之人见面首先要施抱拳礼。抱拳礼是武德的一种外在表现，是对对方的尊重。右手握拳，左手掩掌。拳称"五湖"，掌称"四海"。拳掌外翻，表示尊重对方，以德交友；左掌拇指内扣，寓意虚心请教，不自大、不狂傲，虚心上进；掌指并拢掩盖右拳，表示武不犯禁，永不滋乱。

逍遥门的门规：禁杀戮、禁纵欲、禁行窃、禁妄语、禁酗酒、禁炫技、禁斗狠、禁妒忌、禁称霸、禁欺世。

段宏伟现在是逍遥门第十二代掌门，逍遥门武功传承会会长，逍遥门武功总教练，辽宁省非物质文化遗产保护项目传承人。为使"逍遥武功"化秘传为公开，他凭借几十年武功修为，从1991年至今连续多次在国内外传统武术大赛中夺魁，得到国内外武术专家和武林同道的信任与好评。1998年他被中国武术协会、国家体育总局武术管理中心首批授予中国武术六段，2007年晋升中国武术七段。

1999年，段宏伟应邀到南斯拉夫联盟共和国传授武功，在贝尔格莱德一家武馆将挑衅的当地拳师打出4米，大振逍遥门武威。

第九节　通背拳

一、通背拳起源

通背拳（也称通臂拳）的出现，传说远在战国时代，距今已2400余年，但其详细的历史、发源地和原始技艺等究竟如何，未见确凿的史料，传说也就不可深信。唯据拳谱遗存的文字记载，通背拳较早的流传，大约是在清代雍正至道光年间，其时始有浙江祁太昌先生传授此拳。此后历代皆有传人。到了清末民初，此艺大为昌盛，高手辈出，通背拳之名益著于世。

通背拳从传出到现在，大约200余年光景。在漫长的岁月中，有继承，有遗漏，有发展，也有创新，同时出现了许多继往开来的人物，如较早的陈庆和继后的李庆海、王占春、许天和，以后有刘光兴、刘智、修剑痴、张策、张吉、刘月亭、许让等通背大师，再后来的姚宝琪、刘宪武等也都闻名海内。现时精于通背拳，蜚声国内外的有贵州王之和、云南沙国政、北京王侠林、天津邓洪、沈阳薛仪衡和沧州韩俊元等。在中青年中则有袁其强、刘云发、林鑫海、胡宝林、杨建生等。他们中的许多人善于继承和发扬传统，有的在全国武术比赛中多次取得优秀成绩。

20世纪50年代以前的较长一段时间，通背拳的习练者很少，而又各秘其术，不肯轻易授人，通背拳几致湮没失传。虽偶有所传，也多是亲友密授，择徒极严。至于文字图解，更是不见。那时的流传地区，有河北、河南、山东、辽宁、京津等地。近几年来，经国家大力提倡，挖掘传统，整理继承，交流推广，通背拳才开始活跃在我国武坛上，有了一定的发展。

二、通背拳以象形取意

在自然界中，许多野生动物之所以能够生存，关键在于各有其独特的技能，即保生技能和猎卫技能。前者是生活的方法，后者是赖以猎获食物和被迫自卫搏斗的技巧。对于人类来说，就是养生保健和技击格斗的技术。

通背拳以象形取意，强调以猿臂取势。通背猿因其前肢（臂）特别长而得名。据传统的解释，"通"是通串的意思，比喻通背猿的两臂可以左右通串，任意伸长和缩短。其实并非如此，这是夸张的说法，只是通背猿的臂（前肢）特别长健有力而又灵活敏捷而已。

通背猿的特点是善攀缘，腾蹿敏捷。它登高履险，援藤蹿林，矫健轻捷，势如飞鸟；有时在地上站立行走，步履趔趄；争斗时，出手（爪）快疾；安静时，抱元守一，安如木鸡；相玩趣耍时，灵动巧变，技法万千。

人们模拟通背猿的动作，掌握它的独特技能，经过加工，总结出一套象形取意的拳术技艺，就是今天的通背拳法。

三、通背拳运动特点

通背拳的运动特点很多，风格各异，主要有下面几点：

（一）形神兼备，六法合一

通背拳运动取法于通背猿的外象和内象两个方面，二者是统一的。它的技法并非简单的仿造，而是取其精要，像其灵异，是神似。所以通背拳运动时，拧腰切胯，吞吐胸背，腰背发力，甩膀抖腕，臂膊如鞭，放长击远，灵动快速，体用俱全，形神兼备。

通背拳动作协调，六法合一。所谓六法，就是"内三法"与"外三法"；合一就是动作配合协调，整齐合一。"内三法"是意、气、力三方面的配合一致，就是在运动时思想集中，呼吸和顺，发劲整齐而协调一致。"外三法"是手法、身法、步法，即动作时架子协调统一，平衡稳健。如此内外相应，六法合一。

（二）自然洗染，灵活多变

通背拳运动时，面部不作猿形物象，而是自然活泼，朴实而又豪放。全身关节松灵，柔中寓刚，体态轻捷，缩、小、绵、软、巧，反应灵敏，伸、展、迅、长、活。高低左右，长短缓急，开合虚实，上下动停。更重要的在于生克制化，见景生情，伸缩往来，灵动多变。

（三）轻捷矫健，快速激烈

通背拳运动，如猿之神，如猫之巧，如虎之势，如狮之威，手似流星，动如尺蛇，如爆燃火，如弹中的。发劲在瞬变之间，爆发力很强。其蹿、蹦、跳、跃，轻灵捷速；闪、展、腾、挪，矫健雄浑；进、退、转、旋，快速如电。通背拳动作柔软而激烈，快速而矫健，轻松而坚韧，雄浑而有力，健美灵巧，运动量是比较大的。

（四）气势贯通，蹭拍如爆

通背拳舒展大方，气势通串。其拳势起落转换，劲势不断；两手如串珠，其抡、圆、连环、转环、带环，如飞流之泻江河。在运动过程中，当手与腕、小臂、肩、胯、体等部位相交错，摩击蹭拍，清脆响亮，声如鞭爆。

（五）发劲饱满，技击性强

通背拳发劲讲究冷、弹、脆、快、硬，沉、长、绵、软、巧等和许多技法的运用，如摔、拍、穿、劈、钻、刁、拿、锁、扣、搠、搂、带、擢、抖、挑、崩、按、挂、扇、撞等。发劲时，力点清楚，击点准确，内外合一，劲势饱满。运动自然，重实用，往来都是技法，出手就是致用，技击性很强。

通背拳运动特点，据拳谱记载："手法，势如流星。身法，动作如电。步法，行走如飞。""琵琶骨活如扇，两手相连似星串；身似弓，手如箭，腰似蛇形脚如钻。"这些简要而准确地说明了通背拳运动的风格和特点。

四、通背拳主要内容和技术要领

通背拳发展到今天，内容十分丰富，并形成了若干流派。虽然传统稍有不同，但风格技法类似（或略有差异），其理则一。

通背拳的内容有拳术和器械两个方面。拳术方面有各种桩法、操法（手、臂、腿、腰、体等各部位的操练法）和套路等。流派不同，套路等也有所不同。传统的主要套路有通背六合拳、大小连环拳、连环炮、通背拆拳、连环劈山炮、通背串珠总手等。在发展内容方面也比较丰富，如沙国政，青年时期曾受教于山东刘光兴、燕北修剑痴两位通背拳大师，更以自己60余年的实践锻炼，汇集了诸家的技艺，创编了通背拳初学入门的基本功法、七十二基本掌法和六套通背串珠"葡萄满架"（每套都有六趟到八趟，六十几个运动单元）。其中有几个项目曾在多届全国武术比赛中获得优胜奖；有的作为出国表演项目，并得到好评。在通背拳器械方面有棍、单刀、双刀、大枪、花枪、单剑、双剑等。

通背拳运动的技术要领内容广、要求严，理论和技法（练法和用法）都很多，概括起来有以下几个方面。

在形体锻炼方面，主要是"三摺九要"的技法，即：前摺为腕、肘、肩，属手法，把手臂练得松软灵活，柔中寓刚，运用起来柔韧如鞭，势如流星；中摺为胸、背、腰，是身法，要神清气爽，呼吸自然，气沉丹田，活泼灵便，动作如电；后摺为胯、膝、足，系步法，把下盘练得轻捷有力，行动如飞。

在基础拳法方面，主要是摔、拍、穿、劈、钻五拳。它的技法是：摔掌似闪电，发劲在腕，内含摔、搠、抖、炸；拍掌如迷雾，发劲在肩，内含拍、摺、摧、搓；穿掌若星串，发劲在胯，内含劈、搂、掉、擂；钻掌如箭刺，发劲在腰，内含劈、弹、挤、按。其余拳和器械的基本功法内容很多，都有类似的技法要领。

在操法上有伸、探、毒、顶、合、舒、挺、扣、曲、随、摧等要求。

在用法上内容很多，主要是"五获""八断"的技法。"五获"是上、下、左、右、中。"八断"是动、静、虚、实、刚、柔、缓、急。

通背拳运动要领，主要在于神形兼备，自然活泼，气势贯通，矫健轻灵，伸长击短，发劲饱满和独具风格。总之，通背拳的手、眼、身、法、步、意、气、力、技、用，攻取战斗，以及刚柔虚实、出入进退、六法合一等都有严格要求。

五、通背拳传承故事

五行通背拳由"祁家门"演化而来。据有关资料记载：祁信，浙江人氏，生卒年不详，自幼聪明过人，臂力很大。他从师学艺数十年，武艺非凡，技术超群。因性格刚强，好打抱不平，经常惹事上身，终因殴伤人命，在清道光年间被迫避难于河北省固安县琉璃河尹府中。一日，尹杜两家因各自利益发生矛盾，由口角升级为械斗，并愈演愈烈。祁信闻讯后，手持长杆前去参战，遭到杜家众人围攻。祁信毫不胆怯，杆到人翻，横扫一片，如入无人之境，伤者无数。杜家招架不住，大败而去，尹家大胜而归。从此祁信名震方圆百里，被人们敬称为"杆子祁"，登门求学者从四面八方而来。祁信遂开场授拳，广收弟子，号称"祁家门"。祁信之子祁太昌自幼聪慧，从小随父习武，成年之后与众师兄交手均胜，已具备传艺能力，祁信遂命子代其传艺。祁信病逝后，祁太昌又外出拜师学艺数年，艺业有成后，重返琉璃河授徒传艺。祁太昌晚年将通背拳改为六合通背，后来称为少祁派。

"祁家门"通背拳的流传大体可分为两支：其一，祁信——陈庆——王占春——张策；其二，祁太昌——许天和——修剑痴。张策、修剑痴都是近代通背大师，在原来的基础上有所创新，把通背拳艺向前推进了一步。通背拳传入辽宁省是在20世纪初，河北文安人吴振东、刘恩泉，固安人修剑痴首先在大连教习通背拳，后逐渐传播到辽宁省内外，今已广泛传播至北国大地。目前在日本、美国、新加坡等国家也有修剑痴后人在传练。

五行通背拳创始人——修剑痴，原名修建池，又名修明，字燕侬，后因仰慕道家张三丰（名全一），遂改名修全一。1943年修剑痴六十寿诞之拳照的亲笔签名即为剑痴修全一。修剑痴是河北省固安县修辛庄人，生于1883年6月24日，自幼聪慧好学，崇文尚武，家道殷实，读过"四书五经"，学武既娴熟科举应试的马上功夫，又精通马下之拳脚枪棒。正如修剑痴在拳序中所说："余自幼好奇，喜闻人谈游侠事。稍长习武，刀枪剑戟，无所不学，觉无异能乃毅然舍之。后邀游各省，遍访名家。后得知有通背拳术，便登门拜求指授，悉心领悟其中之妙理，方知通背拳术绝非附会影射、凭空空讲之谈，不经缥缈无稽之理，纯系一种生理发挥，强大自身为其后用也。"

修剑痴拜河北通背名师、祁派第三代传人许天和为师学习通背拳，经过勤学苦练，武艺迅速长进。1911年，修剑痴到京津一带及辽宁沈阳广结武林高手，博采众家之长，历经名师益友之传授，专修通背，得其精髓。修剑痴30岁时初到直系军阀曹锟处谋事，教其子侄武术。

1916年，修剑痴闯荡东北来到奉天。修剑痴最早出名是因擅长剑术，自号"剑痴"，可见他对剑术的痴心钟情。修剑痴练通背武剑"渔郎问津剑"时，确有"渴虎狞龙气，宝剑神骏鸣"的气势；练通背文剑"五行剑"时，又有"鸾凤本高翔，回雪舞腰轻"的韵致。修剑痴的"奇形剑"与"断门枪"在大连只有成传锐全部继承了下来，且进一步创新、升华与规范。成传锐在1953年天津举行的首届全国民族体育大会中获剑术冠军。"断门枪"被选入全国甲组枪术规定项目教材，在全国普及推广。作为修剑痴的重要传人，成传锐为国家培养了大批优秀的武术运动员、教练员、专业教师和干部人才。他撰著的《通背功与通背拳》，于1987年被评为全国武术挖掘整理优秀项目。

修剑痴于1917年来到大连，在西岗区东关街其徒弟韩鹏尧家中落脚，以教少祁派通背为主，授徒传艺，当时称练"祁家门"。1932年，修剑痴经韩鹏尧举荐，应聘至长沙担任湖南省国术考试裁判，当时大连的《泰东日报》刊登了修剑痴南下裁判武术赛事的消息。赛会后他应邀到六十三师担任少将武术教官多年，专门培训营级以上军官，如师长陈广忠、旅长岳耀曾等人均行拜师礼，随修剑痴学拳。湘军中的武术教官优秀者都与修剑痴试手，均为修剑痴所败。此时，王之和追随服侍修剑痴左右，朝夕研练拳法，沙国政在长沙讲武堂亦听修师讲课授拳。王之和16岁时从天津慕名来大连拜修剑痴学艺，20岁时被修剑痴推荐东渡日本表演、传授通背拳，回大连后仍在修剑痴门下钻研通背功夫。后经修剑痴引荐到河北其师兄刘智处学艺几年，艺成后辗转回到天津，这期间与沙国政结成莫逆之交。中华人民共和国成立后，王之和任贵州省武术协会副主席，沙国政担任云南省武术队教练。

修剑痴以通背拳实用技击法训练官兵，收效甚丰。在此期间，他还对当地的太极、形意、八卦等拳种进行了研究。根据多年练功经验和在部队的实践，修剑痴不断探求、揣摩，对传统通背拳进行了全面改革和创新，使之理论化、系统化、军事化。特别是填补了通背拳的一些空白，融会了儒家、道家、纵横家、阴阳五行家、兵家的思想精华，将原少祁派通背拳提升到了前所未有的新高度，并首次提出了"先有势、法，后有理论"这一实践第一的新思想观念。他根据易经理论创编了"六路站状"和"六路行状"，其动作轻捷矫健，雄浑有力，气势贯通，灵巧迅猛，刚柔相济。"祁家门"通背套路原本极少，修剑痴在传统的明堂功套路、老拆拳套路的基础上，又创编和整理出了"小连环""大连环""奇形掌""猿鹏奇势""通背三十六手""通背五十四手""通背五十四刀"等。这些套路内容丰富，结构紧凑，布局合理，连贯协调，劲力顺达。

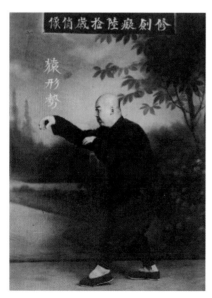

图4-11　1943年修剑痴六十寿诞拳照

1950年，中华全国体育总会在北京召开了武术工作座谈会，倡导发展武术，把发展武术提到了中国体育工作的议事日程上。修剑痴看到了光明的前途，决心把平生所学献给社会。

1956年11月1—7日，在北京举行了全国武术评奖观摩大会，大会组委会特邀修剑痴参加观看。赛会期间，众多武术名家请修剑痴表演，修剑痴欣然应允。他练完一套通背拳后又即兴表演了通背混元状的伸肩操功法，受到武术行家的赞叹。成传锐所练的奇形剑在本次赛会上表现得尤为突出，获一等奖，并在赛会的最后总结会上被特别提出表彰。成传锐跟修剑痴所学练的通背剑、通背枪、通背拳，自1953年起，在五届全国武术表演竞赛中获得7枚金牌、2枚银牌、1枚铜牌。修剑痴在北京期间，"北方大侠"王荣标之女王侠林在丰泽园宴请他，并举行了拜师仪式。1957年，修剑痴应人民体育出版社之邀，以年迈之躯写出了《国术教范》等书稿。

修剑痴一生为发扬光大通背拳而不遗余力，其高风亮节为世人所敬佩。在1983年全国武术挖掘整理工作中，其学生林道生所献修剑痴拳谱《五行掌学》等9本，被评为一等奖（全国仅3个一等奖）。

修剑痴在大连从事武术活动30多年，不仅对大连武术运动的发展起到了重要的推动作用，在中国武术史上也占有非常重要的位置。修剑痴终生从事武术事业，桃李满天下。名震中国武坛的通背"天王"韩鹏尧、云南武术家沙国政、贵州武术家王之和、勇斗日本兵的女杰王侠林、北京体育学院（现北京体育大学）武术部副部长成传锐、沈阳体育学院教师薛仪衡、东北三省散手擂台赛冠军房连德等，都是修剑痴的得意门生。

在21世纪的今天，当年修剑痴精心创编的这些经典拳路，仍然深受后人的青睐，每年都有许多五行通背拳爱好者从全国各地及海外不同地方来到大连寻根问祖，交流切磋通背拳技艺。各地民间也成立了修剑痴拳学研究会等组织。继修剑痴、成传锐之后，大连练五行通背拳的新人辈出，诸如李明晏、乔立夫、曹建臣、赵宝安等。他们在国际国内各种武术大赛中，屡次摘金夺银，取得了令人瞩目的辉煌成就。大连市武协名誉主席闫子奇、大连市武协主席赵锡金都是通背门人中的佼佼者，都为振兴及发展大连的五行通背拳做出了重要贡献。有的拳路、操功法、器械功还被后起之秀赵宝安整理、编辑成书。中华武术展现工程为赵宝安拍摄录制的VCD和DVD系列教学光盘，已于2005年由人民体育音像出版社出版发行至海内外。五行通背拳在大连有着广泛的群众基础。据不完全统计，目前大连地区练过五行通背单操健身的市民有10万余人。大连的五行通背拳以其较强的攻防技击性和独特的健身作用，越来越被中外武术界所关注。

第十节　鸳鸯拳

一般人都听说过"南拳北腿"，但很少有人知道，"北腿"的代表是沈阳土生土长的鸳鸯拳。鸳鸯拳是中国武术中的稀有拳种。1979年国家体委下发《关于挖掘整理武术文化遗产的通知》后，辽宁省将其作为主要的地方拳种上报。它被列为国家认定的武术拳种之一，可谓辽宁武林的一朵奇葩。

鸳鸯拳，清同治年间由山东即墨人姜麟仙及其师弟李哲贤传入奉天（今沈阳）。李哲贤有绰号"燕尾子""神凳子"。

传说此人鸳鸯拳出神入化，身体像燕子一样轻盈，可以在旗杆上倒立。所谓迎风扯旗，坐在板凳上，能从飞过身边的燕子身上拔下几根毛。

为什么叫鸳鸯拳呢？"一般拳法打出去，胳膊是直的，而鸳鸯拳是弯曲的。攻击的过程中就带有防守。"鸳鸯拳以老子哲学思想为理论依据，取"鸳鸯"之名，寓意阴阳动静之共存与转化。拳理中提出"拳有阴阳、雌雄之分，拳有动静、攻守之别"，"攻势为雄、守势为雌"。

鸳鸯拳以腿功见长，讲求肢体上一叠三折，身活如轴；一伸俱伸，一缩俱缩。鸳鸯拳绝技之一的"蹶子脚"，是模仿烈马向后撩蹄的动作。上盘蹶子为大蹶子，击打对方胸部以上；中盘蹶子为撩蹶子，击打对方肋部；下盘蹶子为旁蹶子，击打对方裆部。在器械上七星刀、葵花枪非常出名。

鸳鸯拳一直在奉天一代一代相传。姜、李二人传李锡奎。李锡奎，人称"大枪李"，住在奉天大西关门外，和镖师焦凤岐分别传授鸳鸯拳、地宫拳、五虎螳螂拳、罗汉锤等。李、焦二人授徒不分彼此、相互串通，故鸳鸯拳又称地宫鸳鸯拳。传人当过大帅府教练，之后的传人中有大帅府卫队武术教官、奉天省武术总会教头等，1917年还有弟子著《鸳鸯拳》一书。

第四代传人张万成早年曾在沈阳沙子沟、魁星楼等地设场授徒，1953年作为东北地区代表参加了在天津举行的第一届全国少数民族传统体育运动会武术比赛，取得优异成绩。此后，张万成多次代表辽宁省参加全国武术比赛。当年在沈阳中街长江照相馆橱窗里就挂着张万成的大胡子肖像照。

关铁云是鸳鸯拳的第六代传人。关铁云，沈阳体育学院教授，辽宁省武术协会副主席，武术国际A级裁判，中国武术八段。1950年出生在沈阳大东区。8岁学鸳鸯拳，练5年得以"入门"。他是鸳鸯拳、通背拳两个项目的辽宁省非物质文化遗产传承人。

1968年，已经习武10多年的关铁云作为知青下乡，务农一年后成为望花屯小学的民办教师，平时也教授10多个小学生拳术。

1973年，沈阳市举行武术比赛，关铁云代表东陵区参加比赛，获得枪术第二名，而他带的学生获得儿童组鸳鸯拳第一名。凭借这场比赛的荣誉，他如愿成为沈阳体育学院第一批工农兵学员。

进入体育教育系就读的关铁云，除了钻研鸳鸯拳外，很想向中国武协委员、沈阳体育学院教师薛仪衡学习通背拳。

通背拳传承至今已有200多年的历史，拳势火爆，柔软而激烈，快如闪电，给人一种气势贯通、穷追不舍、一气呵成之感。正如拳诀所言："两臂柔活力冷弹，势如劈雷震如山，一字连击如弹雨，上下左右一动三。"

薛仪衡（1913—1993）是第五代通背拳传承人。关铁云跟着薛老师又学了10多年的通背拳。

1993年，关铁云应邀到俄罗斯新西伯利亚传授鸳鸯拳。他在集市上不到1分钟就制服了一个俄罗斯窃贼。

关铁云在意大利传授武术10年，学生弗里彪获得2005年欧洲武术锦标赛鸳鸯拳冠军，学生弗兰希斯卡获得第四届世界传统武术节大赛鸳鸯拳器械（路行鞭杆棒）二等奖。

目前，能全面继承和掌握鸳鸯拳的老师寥寥无几。随着老一代武术家年事渐高，传承正面临着逐渐萎缩的局面，大有失传的危险。另外，传统武术择徒非常慎重，寻找好的老师更不容易。传习中对武德和心智、体能的要求很高，训练比较单调、枯燥、艰苦。更重要的是，当今处在一个运动项目繁多、娱乐内容丰富的时期，中小学并没有将武术列为必修内容，致使年青一代对传统武术兴趣不大，培养与选拔新一代传承人愈加困难。

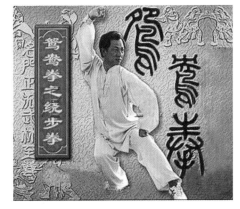

图4-12 关铁云

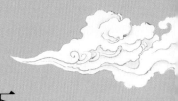

下 篇

东北民间传统医药

第五章

东北民间正骨

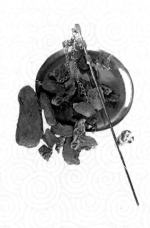

第一节 夏氏正骨

哈尔滨夏氏正骨是黑龙江省的一个百年品牌。几代人勤勤恳恳、兢兢业业，已使其家喻户晓、有口皆碑。2009年，夏氏正骨被列入《黑龙江省第二批省级非物质文化遗产名录》。2012年，夏元君被授予省级非物质文化遗产代表性传承人称号。

中医正骨是指通过中医手法和中医药治疗骨折脱位的技术，是祖国医学宝库中一份珍贵的遗产，是我们的祖先在长期的社会实践中经验的总结。夏氏正骨系中华传统医学，经过百余年的传承总结出独家经典的夏氏骨伤疗法，针对各种不需开刀、达不到手术指征的骨伤类疾病施行保守治疗术，疗效确切。

一、夏氏正骨技艺特点

夏氏正骨的精髓在于正骨手法配合家传药方。历经世传积累经验，进行分门别类，删其驳杂、采其精粹，用以济世，形成了"奇、绝、新、特"的

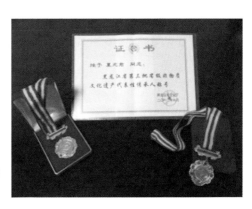

图5-1 省级非物质文化遗产代表性
传承人证书

特点，在黑龙江、吉林、辽宁地区自成一家，深孚众望。

夏氏家传正骨医术手法分为两大类——接骨和推拿，尤其以独特的拇指手法疗效显著而闻名。中医伤科学讲，无论黑伤、红伤，各有不同也分轻重缓急，而拇指推拿正骨法亦有所不同，故必素知其体相，识其部位，须心明手巧，既知其病情，机触于外，巧生于内，手随心转，法从手出，或拽之离而复合，或推之就而复位，或正其斜，或完其阙。手本血肉之体，其宛转运用之妙，可以一己之卷舒，高下疾徐，轻重开合，能达病者之血气凝滞，皮肉肿痛，筋骨挛折，与情志之苦欲也。是则手法者，诚正骨之首务哉。伤虽在肉里，以手扪之，自悉其情，法之所施，使患者不知其苦，方称手法。接骨手法，历经代代相传并不断创新，针对常见的闭合性长骨骨折，吻合对位已可达到99%；针对涉及关节的非粉碎性单导向骨折，能够完全达到生理功能对位，预后能完全达到正常的生理功能，针对各种关节脱位更是一步复位，手法干净利落。自成一派的推拿手法，针对慢性劳损性疾病有着相当显著的疗效和预防作用。在颈椎病、腰椎间盘突出症、椎管狭窄、肩周炎、滑膜炎、骨质增生、风湿、股骨头坏死、软组织损伤等治疗过程中，运用家传的旋乾转坤之手法，金针并度，稳准敏捷，用力均匀，刚柔相济，动作连贯，高下急徐，轻重开合，曲尽宛转、运用之妙，术后即能见效，多半不易复发。世代传承归纳出"七分手法三分药"之说，又针对骨伤疾病治疗分别总结出八法，如："正骨八法"——推、拿、续、整、接、掐、把、托；"上骱八法"——提、端、捺、正、屈、挺、扣、捏；"治筋八法"——戳、拔、捻、捋、归、合、顺、散。无论正骨、上骱还是治筋，均手法娴熟、刚柔相济，常能解除病痛于须臾之间。

夏氏家传内服方剂、敷方剂、膏剂、粉剂等，经过多年的行医实践，对各种跌打损伤、骨折、骨裂、骨坏死、骨质增生、颈病、腰椎病、风湿、

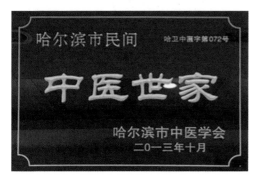

图5-2　哈尔滨市民间中医世家牌匾

疗、疮、瘘、痛、疣等，均能在短时间内解除或缓解各种疼痛症状，疗效迅速、效果明显。其特别强调中医学的整体观点，谓伤虽自于外，病已及于内，即伤虽在筋骨，病已及于血气，故治外伤，当明内损；治疗筋骨，当虑气血。因其体质之不同而各有所异，或气滞而血凝，或气虚而血瘀，或气亏而血少，或气虚而气滞，必随其虚实之所在，而轻重疾徐其手法，以通畅其血脉。正所谓"肢体损于外，则气血伤于内，营卫有所不贯，脏腑由之不和"。

传承至今，哈尔滨市夏氏骨伤医疗技术具有独特的地方特色，促进了中医药科学技术的发展。黑龙江夏氏正骨是六代祖传世家，拥有独特的家传骨伤疗法，经百余年的传承不断积累进步，结合现代医学的先进思想与理论知识，不断创新，有了质的飞跃，为中国骨伤医疗领域献上璀璨的一笔。

二、夏氏正骨起源

传统的祖国医学讲究传承有序，既要有源头，也要有清晰的发展脉络。从这一点来说，夏氏正骨是得天独厚的。黑龙江夏氏正骨始于19世纪中叶，其起源本身就是一个传奇。夏氏祖籍云南，后移居大连金州，清咸丰年间又移居黑龙江双城东关所。对此，《双城县志》有明确的记载。由金州移驻旗民到双城屯垦，是延续清嘉庆年间的既定国策。夏氏正骨创始人夏恒茂，生于清道光元年（1821），育有两子——长子夏日泰、次子夏日举。夏日泰自幼练武养功，博学多才，业余时间行医治病，考上进士后到清朝兵部武库司任参将。夏日举7岁时家庭遭遇变故（是何变故，县志语焉不详），他只身远赴河南嵩山少林寺剃度为僧，在青灯木鱼相伴下学医习武。习武之人难免因磕磕碰碰受伤，而夏日举治疗红伤和接骨的医术尤为精湛。人称"夏和尚"的夏日举因此遐迩闻名，并被载入《双城县志》。

夏日举晚年时与兄长返回故里，在黑龙江双城东关所一带行医，从而把夏氏手法、方药带到了东北。僧医有一副慈悲心肠，对待穷苦人家往往步行就诊、施医舍药。一位耄耋老僧独自在风雨中穿行，只为治病救人，着实让人感动。一代僧医最具传奇色彩的，是得享高寿。据《双城县志》记载，他一生无疾而终，享年136岁。在夏氏的家史中，夏日举将少林秘术传授给了侄儿。与返乡还俗的说法相比，家族记载似乎更为可信。夏日举著有《伤科密草》《天罡课》《妇科》《正骨八法》等著作。其遗泽与传奇，至今仍为其故乡的乡亲们所称道。

三、夏氏正骨传承

清光绪年间，夏日泰之子夏文富、夏文昭跟随叔父夏日举行医，所治之病无不应手而愈。虽然当时医生的社会地位并不高，但是强烈的社会责任感和自觉的敬业精神仍然促使夏氏先人在数十年的行医路上为黎民百姓的医疗、健康做出了卓越的贡献。

夏文富的长子夏尊仁生于清光绪十四年（1888），卒于1972年。夏尊仁自幼从父维新练武，从医习业，生性聪颖、勤奋好学，深得家传之精华。他行医七十余载，临症之多难以计数，况自幼练武养功，岁久不弃，故一生无病。至晚年仍练就一身武功，令后生叹服。有一年，黑龙江拉林地区多个村屯发生了传染性很强的霍乱。夏尊仁用一根银针救活了全村人，被村民称为"活菩萨"。他有效地救治了东北抗日联军许多将士的骨伤，并秘密、妥善地安排了他们在救治期间的食宿。土改后，夏尊仁带领长子夏重余迁至双城五家镇镶黄三屯。夏重余聪颖伶俐、刻苦好学，深得父亲喜爱。夏尊仁将自己数十年亲承于夏日泰、夏日举、夏文富、夏文昭的口授秘旨一一传给长子夏重余。

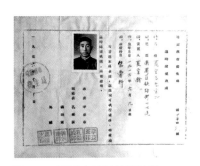

图5-3　夏重余骨科诊所执照

夏重余生于1915年，与父亲相依为命，行医于民间。作为夏氏传人，他对中医伤病学有着独有的热爱。他熟读古书、名论，结合先祖之医术，有了自己的独得之解，善用手法、投药，疗效精准确切，并常有独悟的新方奇方为民间百姓解除顽疾。有资料记载，他与父亲夏尊仁协助组建了双城第三门诊骨伤科。20世纪50年代中期，夏重余来到哈尔滨，先后在燎原卫生院、哈尔滨市南岗区奋斗路卫生院、哈尔滨市骨伤科医院工作；后成立夏重余骨科诊所，直至1987年病逝。他在行医期间总结了夏氏先人口授之秘旨及历代临床经验，并将其传授给儿子夏元君等。

四、夏氏正骨当代传承人

夏元君系夏氏正骨第五代传承人，也是夏氏正骨现在的扛旗人。他继承了夏氏正骨的医德、医风，承传了夏氏精湛的医疗技术，有着独特的祖传正骨方法，并结合现代骨科医学，刷新了夏氏骨伤医疗技术的新高度。

夏元君自幼聪颖伶俐，酷爱医学，对父亲夏重余的医术医德更是耳濡目染。成年后考入黑龙江中医学院（现黑龙江中医药大学）学习4年，毕业后在哈尔滨市第五人民医院骨外科工作3年。1987年父亲去世后，夏元君继承祖业回到夏重余骨科诊所工作，成为夏氏正骨新一代传承人。1995年，他收到了哈尔滨市南岗区卫生局颁发的黑龙江省行医许可证，开办了哈尔滨夏元君中医骨科诊所。2001年，黑龙江省人事厅授予夏元君副主任医师职称。夏元君迄今已有40余年临床经验。

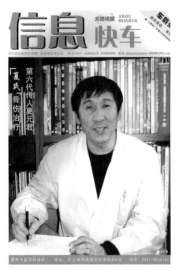

图5-4　媒体报道之一

夏元君经40余年的临床实践、刻苦钻研，学习国内外先进技术，医学基础理论和骨科专业理论水平均显著提高；临床上诊治了大量的疑难危重病人，取得了满意的临床效果，深受广大患者的信任。例如，对颈椎病、腰椎间盘突出、腰椎结核、股骨头无菌坏死及大量创伤、骨关节病病人，均达到临床治愈标准。同时，他运用中西医相结合的方法，结合祖传经验加以辨证施治，减轻了广大患者的经济负担，使患者减少病苦、早日康复，深受患者好评。又如，对颈椎病特别是神经根型颈椎病病人，采用牵引、手法按摩、外敷中药等中西医结合的方法，基本达到临床治愈标准。

夏元君从事医疗工作40余年来，工作上积极肯干、任劳任怨，具有较强的工作能力、严谨的科学作风、较好的医德医风。他每天的门诊工作量达100余人次，工作时间长达12小时。无论白天还是黑夜，无论刮风还是下雨，他随叫随到。他对于老弱病残、大中小学生、现役军人实

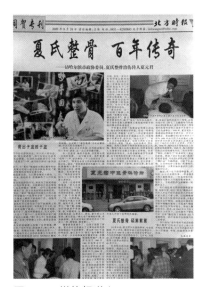

图5-5　媒体报道之二

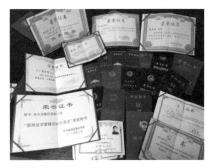 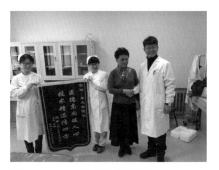

图5-6　夏元君获得的各类奖励证书　　图5-7　日本患者赠送的锦旗

行免费诊治，深得广大患者的信任和尊重。用患者的话说："夏大夫太仁义了！这样技术精湛、医德高尚的医生，让人信赖。"40多年来，他接受患者赠送的锦旗、牌匾数百件，其中不乏省市领导、社会知名人士、国际友人所赠。南非的一名患者，用中文在锦旗上写着"医术精湛，医德高尚"；哈尔滨市第六十九中学原校长杨树庄在锦旗上写着"佛心神术"；黑龙江省教委一位患者在锦旗上写着"手到处不痛，药到处病除"；黑龙江省某机关的一位领导曾题字"神"。患者及其家属的肯定对于夏元君来说是最大的鼓励，也是最大的快乐和光荣。他一生不图荣华富贵，不贪吃喝玩乐。他心中只有两件事：第一，患者康复是最大的心愿，救死扶伤是一生的追求；第二，用现代医学理论整理研究六代祖传正骨技术，使之更加完善、发扬光大，为祖国的医学宝库再添一块无瑕的美玉，并诊治更多的患者。

　　40余年来，夏元君带领全团队人员学习党的方针政策，遵纪守法，尽职尽责，对待患者一视同仁、以诚相待，视病人如亲人，一切从病人利益出发，一心用在事业上。在全团队人员密切配合下，哈尔滨夏氏骨伤医院连续

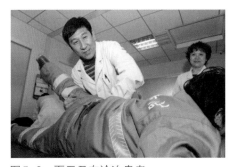 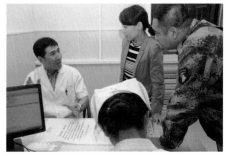

图5-8　夏元君在诊治患者　　　　　图5-9　夏元君在解答患者家属的咨询

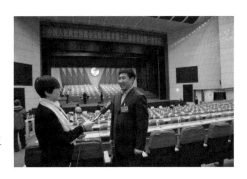

图5-10　夏元君在参加哈尔滨市政协会议
后接受媒体记者采访

8年被评为哈尔滨市南岗区卫生系统先进单位、物价信得过单位，在两个文明建设中取得优异成绩。夏元君连续被评为第27届、第28届、第29届哈尔滨市劳动模范，1992—2002年连续十年被评为哈尔滨市南岗区个体行医先进工作者，2002年9月至今连续当选为第十三、十四、十五、十六届哈尔滨市南岗区人大代表，2002年12月至今连续当选为第十、十一、十二、十三届哈尔滨市政协委员，2012年被评为黑龙江省非物质文化遗产代表性传承人，2013年被评为哈尔滨市道德模范。在社会组织上，他加入中国香港国际传统医学研究会，并任北京分会副理事长。2012年，他当选为黑龙江省民营医院协会副理事长。2015年，他当选为哈尔滨市卫生工作者协会中医专业分会副会长。2017年，哈尔滨市南岗区总工会授予他"南岗工匠"称号。

　　40多年来，夏元君在临床实践中挖掘祖国的医学遗产，走中西医结合的道路，形成一套独具风格、行之有效、受到业内著名专家学者赞扬的夏氏正骨技术，在为广大患者解除病痛的同时更为祖国医学贡献了一份力量。

　　夏元君之子夏士祺，也在为夏氏正骨的传承积蓄力量。

　　夏士祺，1984年生，夏氏正骨第六代传承人。他自幼随父母共同生活在

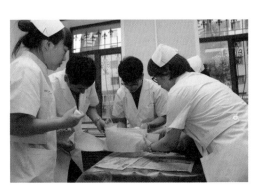

图5-11　夏士祺（右二）在救治患者

哈尔滨市南岗区铁路街465号（老宅为诊室、生活两用）。他从小受到祖父和父亲的熏陶，对骨病及相关知识接触较多。2003年，夏士祺考入哈尔滨医科大学临床医学系。五年的大学生涯让其掌握了扎实的基础医学知识，这期间他在哈尔滨医科大学附属第二医院临床科室轮转学习两年。本科毕业后，他在哈尔滨市第五人民医院骨科实习一年，并取得临床执业医师资格，随后随父出诊学习。由于门诊量大、病种多，工作期间他积累了大量的骨科相关病种保守治疗经验。

2012年9月，夏士祺考取哈尔滨医科大学硕士研究生，师从哈医大第一医院闫景龙教授（现任黑龙江省骨科学会主任委员）。2015年6月毕业，取得硕士学位，在国内权威核心期刊上发表论文3篇。读研究生期间，他接诊了大量的外伤、骨病、骨创伤等（尤其是脊柱相关疾病）患者，熟练掌握了急诊、择期病例的处置及手术治疗等相关知识和技能。

2015年9月，夏士祺入哈尔滨医科大学攻读博士学位，现正进行博士课题研究，并已发表SCI论文2篇。同时，他在哈尔滨夏氏骨伤医院运用已扎实掌握的中西医骨科诊疗方法出诊，并就任夏氏骨伤医院院长。

五、夏氏正骨发展

夏氏正骨在哈尔滨的发展始于20世纪50年代，第四代传承人夏重余从双城举家迁至哈尔滨市南岗区铁路街77号（现465号），随之把夏氏手法、方药带到了哈尔滨。1956年，夏重余参加哈尔滨市中医师考试，成绩优异，取得行医执照，那是夏氏传人第一次有了规范化的行医执照。随后成立了夏重余骨科诊所。当时的诊所尚无规模可言，一张桌子、一个药缸和一个房间即成了诊室，终因时代背景所限没有进一步发展。

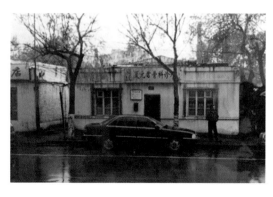

图5-12　夏元君骨科诊所旧址

1995年，第五代传承人夏元君取得了哈尔滨市南岗区卫生局颁发的黑龙江省行医许可证，开办了夏元君中医骨科诊所。诊所依旧在原址，但已有了两间正式的诊室可供诊疗使用。随着患者数量的逐渐增加和医疗技术的进步，诊所也增添了按摩床、牵引床、简易式颈椎牵引器。夏元君的妻子刘志刚从黑龙江省卫生协会第一医院离职后，来到诊所就职，成为夏元君的得力助手，为夏氏骨伤诊疗技术的进一步发展奠定了基础。如今，刘志刚也成为夏氏骨伤诊疗技术发展史上的重要一员，她与夏元君相辅相成，共同抉择，共谋发展，砥砺前行。就在这面积不足150平方米、诊室生活两用、条件非常简陋的老式平房里，夏元君凭借高超的医术、谦和的医德赢得了广大患者的信任，获得了良好的口碑。

随着时代的发展和患者量的进一步增加，原诊所的条件已无法满足诊疗工作的需要。2009年，诊所正式搬迁至铁路街222号。诊区共两层，面积近400平方米。2011年，经哈尔滨市南岗区卫生局批准，夏元君中医骨科诊所正式升级为哈尔滨夏氏骨伤门诊部，设立骨科、影像科、按摩科、针灸科，同时引进DR机（数字X射线摄影机）、自动洗片机、电动腰椎牵引床、电动颈椎牵引椅，建立了一系列骨科保守治疗体系。门诊部注册人员有：医师2名、护士4名、影像技师1名、按摩康复师3名。2012年，夏氏骨伤门诊部被授予哈尔滨市"中医世家"称号。

2014年，夏氏骨伤门诊有了历史性的突破。随着夏元君在经营上的经验积累和第六代传承人夏士祺的学有所成，顺应国家发展的利好方针，父子共同商定，成立哈尔滨夏氏骨伤医院。这是夏氏传人自己创办的第一家以传承命名、以自有技术为支点、大专科小综合的正规医院。该医院坐落于哈尔滨市道里区买卖街25号，营业面积近3000平方米，设立了骨病科、骨创科、

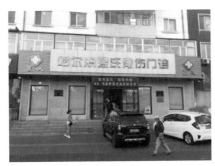
图5-13 哈尔滨夏氏骨伤门诊

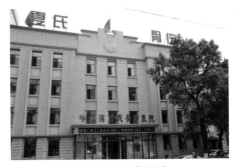
图5-14 哈尔滨夏氏骨伤医院

内科、按摩科、康复科、检验科、影像科等，拥有住院床位40张、高级病房
9间、百级层流无菌手术室1间、抢救级救护车1台，引进了西门子16排螺旋
CT机1台、迈瑞DR放射线机2台、西门子C形臂X射线机1台、彩色超声诊
断机1台、日立生化仪治疗仪1台、希森美康血球仪1台、Zimmer电磁式体外
冲击波治疗仪1台、电动式牵引床10张，以及微波治疗仪、电磁波治疗仪、
中频治疗仪和多种理疗康复设备。医院现有在职医技护人员81人，其中正高
级职称5人、副高级职称8人、中级职称5人。该医院已成为黑龙江省、哈尔
滨市医保定点单位，并与哈尔滨市第一医院、哈尔滨医科大学附属第一医
院、第二医院和黑龙江省医院成为协作医院，实行无缝对接、转诊、合作
医疗。

现在，日均门诊量已达200人次，提供门诊就诊、住院综合治疗、保守
治疗与手术治疗兼顾、预后康复及预防治疗，实现了从接诊→检查→确诊→
治疗→康复的全程一体化服务；同时提供了保守治疗与手术治疗相互转化，
根据患者不同病情制订不同治疗方案，真正实现了中西医结合，顺应国家的

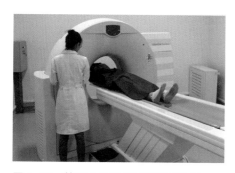

图5-15　德国西门子16排螺旋CT机

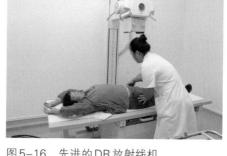

图5-16　先进的DR放射线机

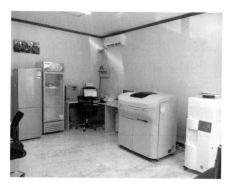

图5-17　医院检验科

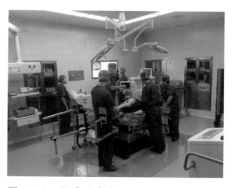

图5-18　医院手术室

医改方向，最全面、最经济地解除患者的痛苦。

六、夏氏正骨的未来

夏氏骨伤诊疗的发展反映了一个时代的进步。现在的夏氏骨伤诊疗已不仅仅是一双手一副药的传统，他们在不断探索、学习，总结先人留下的经验，并不断进取，传承、创新，将独有的经验医学结合现代医学的，融会贯通、相辅相成，让精湛的医术更全面地普惠大众。曾有学者做过调查，骨科伤病中95%以上是不需要手术的，这些病人最好的选择就是在基层医院就诊、治疗和康复。夏氏传人将肩负起这种使命，做好基础医疗，做好分级诊疗。

夏氏正骨虽然历史悠久，但终归是中华传统医学的一部分。一代代先人的经验传授，使之精华满满。夏氏骨伤诊疗一直在路上，将为祖国医学发展再献一份力。

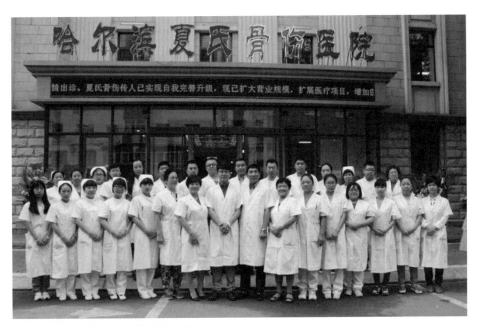

图5-19　哈尔滨夏氏骨伤医院医护人员

第二节　李氏正骨

在中国东北，有一座因煤而生、缘煤而兴、以煤为主、多业并举的新兴工业城市，它的名字叫七台河。七台河地处黑龙江省东部城市中心位置，高速公路网纵横交错，铁路网四通八达。在这个山川秀美、充满生机的城市，李氏正骨犹如一朵绚丽的奇葩悄然绽放。在祖国医学辉煌传承的几千年里，各地的祖传民间正骨可谓百花争艳。李氏正骨第七代传人李建华于 1981 年 8 月 7 日在七台河市新兴区开设了该市第一家中医正骨诊所，用祖传的医术治疗骨折、关节脱位等骨科疾病。通过拔伸、复位、对正、按摩等手法，最后用小夹板外固定，并内服中药、外敷膏药治疗骨伤疾病。李氏正骨诊所以"不开刀、不吃药、康复快、花钱少"为特色，治疗骨折、关节脱臼等骨伤疾病，深受广大患者的欢迎。李氏正骨疗法传承人在长期的医疗实践中，形成了一套独特的理论体系和完整的治疗原则及方法，积累了丰富的经验。中医这些简便实用且成本低的疗法，在长期的医疗实践中为老百姓的健康做出了巨大的贡献。

一、李氏正骨疗法技艺特点

李氏正骨是整治因骨关节损伤而肢体变形错位的一门科学技术，通过眼观、手摸、心会达到手随心转、法出于手，达到骨折整复的目的。同时，李氏正骨传承人也研究防治人体皮肉、筋骨、气血、脏腑、经络损伤与骨关节疾病，根据病情及症状表现不同而对症用药。

李氏正骨第七代传人李建华和第八代传人李庆贺，在传承先辈的治疗经验的同时，经过长期的医疗实践，形成了一套比较完备的治疗经验，总结为李氏正骨祖传十大手法，即：摸触法、拔牵法、屈伸法、端提按法、夹挤分骨法、成角折顶法、牵引回旋法、扣推法、摇触法、抱挤合骨法。

李氏正骨疗法体现了"稳""准""轻""快"的特点。所谓稳，即沉着稳重，把握骨折部位，稳定控制患者情绪。所谓准，即手法复位力争达到解剖复位的准确复位程度。所谓轻，即手法复位刚柔并用、力度适宜，对骨伤重患者尤应用力刚劲，切忌手软。所谓快，即动作敏捷，一旦临症，机触于外（即通过触摸的方式感知患者体表状况），巧生于内，手随心转，法从手出，快速复位，减轻患者痛苦。李氏正骨手法通过非手术疗法，应用拔伸、复位、对正、按摩等手法，最后用小夹板外固定，符合现代中医"简、便、廉、验"的治疗特色，有效地缓解了群众看病难、看病贵的问题。采用手法复位治疗骨折可以不损伤骨膜，骨折愈合有效血运来自骨膜，这就加快了骨折愈合的时间；一次复位成功，可避免二次手术。与内固定手术相比，省时、省钱，患者痛苦小。

李建华对当地中草药和中医治疗骨病进行深入探索、研究和总结，用当地的道地中草药材治疗骨折、股骨头坏死、强直性脊柱炎、半月板损伤等骨科疾病，有着独特的优势。他从深山密林亲自采集药材，精选后制作成优质的中草药，用于各类骨伤病外敷内用，发挥最佳的功效，治伤效果显著。李氏正骨已有约200年历史，历代传人遵守祖先的遗训，配方独特，选药地道，工艺精确。

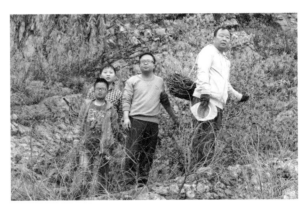

图5-20 李建华（右一）带领李庆贺（右二）、李德睿（前排左一）、李炳睿（后排左一）在山中采药

二、李氏正骨疗法传承

李进贤（1800—1886），李氏正骨创始人，汉族，字东元，号妙春。李进贤天资聪明，勤奋好学，每日去深山老林采集草药，研读正骨书籍，给人治病。谁有骨折就先复其正，对齐位，外敷大黑膏药，并用竹板夹托患处，内服李氏接骨丹，不出数日就能使受伤肢体的功能尽快恢复到骨折前的正常状态。他因此成为远近闻名的正骨高手。此为李氏正骨的起源。

李志孝（1839—1904），李氏正骨第二代奠基人，汉族，字钟名，号永刚。李志孝在父亲的启示下认识到，读书万卷固然重要，行万里路更不可少。于是他外出采访，深入实际进行调查。他背起药篓，徒步行走于深山旷野，遍访名医，收集民间验方。他为李氏正骨的发展奠定了良好的基础。

李兴让（1859—1909），李氏正骨第三代传承者，汉族，字晋太，号春松。李兴让生长在世医家庭，博学通儒。他悬壶不久，即已擅长治疗正骨，医术精湛，驰名大江南北，在医界深孚众望。

李玉瑞（1879—1934），李氏正骨第四代开拓者，汉族，字时常，号子妙。他自幼随父行医，潜心钻研，几十年如一日。他刻苦钻研，融会贯通，把李氏中医正骨术的经验推上了一个新的台阶，使李氏正骨更加完善。

李登申（1899—1960），李氏正骨第五代发展者。李登申以德兴医，对待患者不分贫富，均精心医治。他一生勤奋好学，为了提高正骨技术，曾多次外出寻师访友，虚心学习。他对于不同流派的正骨手法，能做到兼收并蓄，取其精华，从而提高了自身的中医正骨技术。他在长期的临床实践中不断进步，其正骨治疗技术风格独特。

李洪飞（1928—2005），李氏正骨第六代壮大者。他是1949年前后李氏正骨的领军人物。李洪飞为人敦厚，对待患者和蔼可亲，治疗认真，深入骨伤患者及人民群众中。他曾经治愈过身中弹伤、伤口不愈的老红军。经过他治疗的患者，无不痊愈。他多次被评为省、市、县先进个人，优秀共产党员，优秀科技工作者和劳动模范。他医德高尚，深得世人赞扬。

三、李氏正骨疗法当代传承人

李建华，1958年12月生，李氏正骨第七代弘扬者，汉族，大专学历，主任医师。李建华弘扬了李氏正骨疗法，确定了在七台河市骨伤学术界的领军地位。他运用祖传的医术，救治了成千上万的骨病患者，受到了省内外专家的高度赞扬和认可。他在结合祖传"正骨十法"的基础上，总结了李氏正骨手法要点和李氏正骨大黑膏药的熬制流程工序。李氏祖传大黑膏药的制作遵循祖训，膏药必须黑亮如墨、如镜，药量足，分量大，药效久，真正到达骨关节，适用于治疗各种骨科顽症。李氏祖传的大黑膏药，对于常见的颈、肩、腰、腿疼等骨科病症效果明显，往往能收到一贴见效的神奇疗效，因使用方便、价格低廉、药效显著而深受广大患者欢迎。李建华当选为七台河市政协委员，2009年6月被黑龙江省非物质文化遗产保护中心授予"李氏正骨

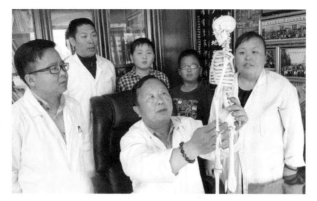

图 5-21　李建华为第八代、
第九代传承人讲解人体骨骼
结构（前排左起：李庆贺、
李建华、李丽君；后排左起：
李成新、李炳睿、李德睿）

第七代传承人"称号，2010年2月被七台河市卫生局授予"七台河市名中
医"称号。

李庆贺，1979年生，李氏正骨第八代弘扬者。他从10岁起随父亲李建华
钻研李氏正骨疗法。他在骨科方面刻苦学习李氏正骨精髓，1996年9月考入
山东中医药大学，1999年在山东省中医院进修。2000年至今，他随父亲李建
华坐诊，每天观摩父亲解除患者病痛，聆听父亲的教诲。其医德医术深得父
亲真传。李庆贺已完全掌握了李氏正骨技术，运用祖传中医特色疗法，在治
疗股骨头坏死，强直性脊柱炎，半月板损伤，疑难骨科、筋伤和骨病等方面
疗效明显。他在国内发表论文多篇，其中《强直性脊柱炎和股骨头坏死治
疗》获得七台河市科技成果一等奖。

2012年1月，李庆贺当选为黑龙江省中医药学会会员、黑龙江省中医药
学会中医骨伤专业委员会委员。2012年6月，他被黑龙江省非物质文化遗产

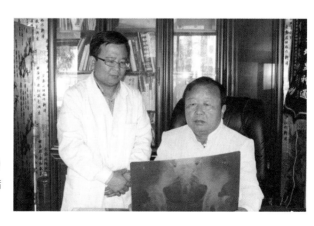

图 5-22　李建华（右一）
为李庆贺（右二）讲解骨病
治疗经验

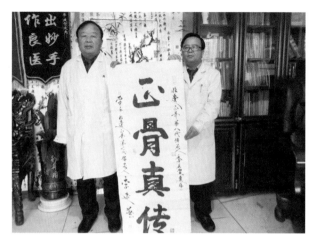

图5-23 李建华（左一）为
李庆贺（左二）题词

保护中心授予"李氏正骨第八代传承人"称号。

四、李氏正骨疗法发展

李氏正骨术历史悠久，远近闻名，是我国传统医学百花园中的一朵奇葩。它采用手法正骨，并以中草药熬制膏药，疗效独特。正宗李氏正骨传人将祖传秘方与现代医学相结合，提高了疗效，并使这一传统文化大放异彩。李氏正骨的特点是：手法整复为主，夹板固定为辅；内服中药，外敷膏药；动态结合，内外兼治；痛苦小，疗程短，费用低；避免了切开手术的诸多风险。

李建华带领李氏正骨传人李庆贺、李丽君、李庆哲、李炳睿、李德睿等积极开展非物质文化遗产保护工作，授课教学，耐心向徒弟传授技艺，启动

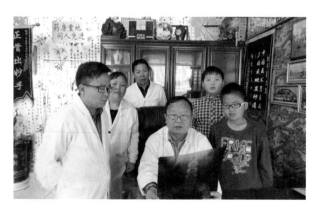

图5-24 李建华为李氏正骨
传承人讲解骨病知识（前排
左起：李庆贺、李建华、李
德睿；中排左起：李丽君、
李炳睿；后排：李成新）

了人才培养计划。他们对保护项目及传承人的技艺进行录音录像、笔记整理等，建立了集培训、宣传、推广、交流等多种功能于一体的非物质文化遗产保护体系。

中医骨伤医术的继承、发扬、创新、进步，主要靠师徒传承、父子传承的世医。李建华和李庆贺父子为骨伤患者带来了健康，带来了快乐。在"煤城"七台河，要治骨病就找李建华已经家喻户晓、人人皆知。

李建华凭医德兴医，承诺对孤寡老人永久免费治疗，全心全意为患者诊治。他在行医中关照贫困职工，为他们提供低价、优质的医疗服务。他每年都开展很多慈善公益活动，资助贫困大学生，为受灾地区捐款，为敬老院老人、残疾人免费治疗。李氏正骨因疗效可靠，得到了当地百姓的认可。

光阴似箭，岁月如梭，李氏正骨已走过约200年的风雨历程。李氏正骨自清代嘉庆年间创业以来，无论条件如何艰苦、形势如何变幻，其创始人和传承人始终坚守医德仁术的理念，牢记传承创新，弘扬正骨医术，勤修医德，济世康民，用几代人的汗水铸就了李氏正骨的金色品牌。

第三节　长春孟氏整骨

一、孟氏整骨起源及特点

孟氏整骨，俗称孟氏接骨，已有约200年的历史。它在新中国保护和发展中医药事业的政策关怀下，不断发展壮大。孟氏整骨的发展已载入吉林史册，《吉林省志》《长春市志》《南关区志》等志书和长春市档案局均对其有完整记载。2009年6月，孟氏整骨入选《吉林省第二批省级非物质文化遗产名录》。

中医整骨是我国传承数千年的中医药文化之一。孟氏整骨继承了祖先的优良传统，拥有属于自己家族的独特医术。孟氏医术包含孟氏手法和孟氏方药。

孟氏手法由"孟氏接骨法"与"孟氏理筋法"两部分组成。"孟氏接骨法"第一步为触摸定诊法，第二步为分神松解法，第三步为瞬间复位法。治疗过程分为"散瘀消肿、接骨续筋、强筋壮骨"三个阶段。在此基础上，辅以孟氏方药辨证施治。孟氏方药已在民间临床验证约200年，具有"行气血、通经络、散瘀积、壮筋骨"之独特功效，其显著疗效远远超过"以一方治百病"的普通伤科中成药。在骨伤患者达到临床愈合标准之后，运用"孟氏理筋法"帮助患者通络化瘀，舒展筋肉，松解粘连，活络关节，促进组织新陈代谢，调节神经反射，消除肌肉萎缩，使受损的骨伤部位恢复到正常的功能位。

孟氏运用传统医术接骨疗伤，开展对各类闭合性骨折、脱臼、挫伤等伤科疾病的治疗，不开刀、不缝合，充分发挥人体自然愈合的功能修复自身，达到康复。

传承约200年的孟氏医术临床实践证明，孟氏整骨的最大优势为：第一，愈合周期短；第二，功能恢复快；第三，医疗费用低。孟氏整骨的特色医术，进一步体现了祖国中医药文化的传统优势。

二、孟氏整骨传承

孟氏整骨发展至今已传承了六代。

创始人孟广俊（1799—1866），祖籍河北临榆，行伍镖师出身，人称"铁筷子"。孟广俊为人刚直豪爽，身怀武林绝技，又有一手接骨疗伤的好医术。他在走镖途中遍访高人，搜集民间良方，博采众长，取其精华；经反复钻研和实践，多年后终于配制出骨伤科良药——"接骨丹"，加上独特的接骨手法，孟广俊由此奠定了孟氏整骨基业。

咸丰三年（1853），孟广俊得子孟昭惠后，着意培养昭惠习武整骨。天资聪颖的孟昭惠不负父望，很快成长为文武双全的孟氏整骨第二代传人。当时断筋伤骨者日渐增多，因缺医少药、不得及时治疗而落下终身残疾者比比皆是。孟广俊看在眼里，急在心头，临终前嘱咐儿子弃武从医救治民生。

第二代传人孟昭惠（1853—1920）。同治十二年（1873），孟昭惠偕家人来到吉林宽城子（今长春南关），开设"孟氏整骨诊所"。他有两个儿子——长子孟宪卿、次子孟宪明，兄弟二人均继承了父业。1915年，孟昭惠在大经路四道街附近开设了"孟氏整骨院"。当时宽城子始建不久，医疗条件落后，全城没有一家像样的治骨疗伤诊所。孟昭惠的设诊，无疑给宽城子百姓带来了福音。孟昭惠不仅医道高明，而且有一副侠肝义胆：凡来寻医求治者，他均亲力亲诊，一视同仁；遇有穷困患者，他不仅分文不收，还慷慨解囊。在那个年代，除了红伤病人，患脓疮、溃疡的患者也不少。孟昭惠经潜心钻研，又研制出了治疗黑伤（即疮疡溃烂）的"把干粉"，后来该药成为孟家的祖传秘方。"孟氏整骨"在长春声名鹊起。

　　第三代传人孟宪卿（1897—1963）、孟宪明（1901—1970）。1928年，孟宪卿在四道街开设"孟氏整骨药房"，孟宪明在大经路开设"宪明整骨诊所"。兄弟俩运用祖传的孟氏整骨医术和孟氏秘方精心施治，疗伤无数。至此，经过三代人的共同努力，孟氏整骨声名远扬，在百姓心中深深扎下了根。长春周边地区乃至辽宁、内蒙古等地的病人，也纷纷慕名而来。

　　1948年长春解放后，孟氏整骨独特、精湛的医术引起了党和政府的极大重视。1953年，长春市人民政府特邀孟宪卿创建了长春市中医院骨科门诊。这是长春有史以来第一个公立医院中医骨科。在《长春市中医院的发展纪实报告》中有这样一段话："长春市中医院具有雄厚的技术力量，是我省的重点专科。1953年，由老一代吉林省名医孟宪卿（孟氏整骨）组建。孟宪卿感激党的知遇之恩，以无私的胸怀传带高徒，将毕生经验毫无保留地传教给年轻医生，使长春市中医院骨伤科一直处于领先水平。为推动和发展长春市的中医骨伤事业，孟宪卿老先生呕心沥血，功不可没。"1957年，孟宪卿当选为长春市政协委员；1960年，他被评为"长春名望中医"。

　　第四代传人孟庆年（1929—2004）。孟庆年是孟宪卿的长子，从小得益于父亲的把手相教。1953年，他跟随父亲一起在长春市中医院骨科坐诊行医，耳濡目染，得其真传。中共十一届三中全会之后，在改革开放政策的指引下，孟庆年恢复建立了孟氏整骨诊所，使孟氏整骨这一独特的传统医术得以传承至今，并焕发出新的生命力。孟庆年一生不仅医术高明，而且为人豁达、幽默。接诊时，他在看似随意的笑谈中突施手法，瞬间把骨接上；患者回过神来，连呼"神奇！神奇！"孟庆年风趣地称之为"分神接骨术"。这短短几秒的手法操作，真切地体现了孟氏医术的内涵——术者必须具备娴熟的医术、精确的手法，手摸心会，手随心想，瞬间完成骨断端的复位，将患者的痛苦减到最少。在现代医学、科技设施日益发达并主宰医疗市场的今天，孟氏整骨正是靠这些优秀的传统医术，朴实无华、踏踏实实、坚定不移地固守着中医骨伤这个领域，让中华医学的宝贵遗产代代相传、发扬光大。孟庆年倾毕生精力投身中医骨伤事业，业绩卓著。他是吉林省久负盛名的中医骨科专家，先后担任吉林省长春市南关区三级卫协理事、吉林省中医中药研究会研究员。他的事迹被收入《中国当代名人大典》，并登载于《走进世界的中华医药》等著作中。

孟庆年育有二子——长子孟晓东、次子孟大勇。孟庆年最大的欣慰是，两个儿子都继承了父业，并青出于蓝而胜于蓝，使孟氏整骨事业蒸蒸日上。

三、孟氏整骨当代传承

孟晓东，1950年生，是孟氏历代长房长孙，孟氏整骨第五代传人。他从小聪慧过人，对父亲行医的一招一式过目不忘，熟记于心，深得父亲的厚爱和悉心相教。孟晓东继承了孟氏家学之精髓，又经过大学四年的系统理论学习，将现代医学与传统医术紧密结合、融会贯通，以"轻、巧、快"的手法形成了自己独特的治疗风格。1988年，孟晓东设诊所独立行医，开展对各类闭合性骨折、脱臼、挫伤、椎间盘脱出、颈腰椎症等伤科疾病的治疗。孟晓东灵活运用孟氏医术及孟氏祖方辨证施治，治愈了很多骨伤患者。他让众多即将做手术的骨伤患者免去了开刀之苦，又令无数丧失功能、丧失信心的顽疾病人奇迹般康复。

牛洪芳，一名来自河南的农民工，在工地上施工时跟骨不慎被卷扬机缆绳抽碎。由于未及时治疗，患部开始溃烂，骨头暴露在外。去医院治疗时，院方建议立即截肢。小伙子吓得哭哭啼啼，被工长领到孟晓东诊所。孟晓东不慌不忙，一边安慰小伙子，一边给伤口敷上拔脓生肌膏。两天后，伤口四周便长出了鲜嫩的新肉。随后，孟晓东又为他整复了跟骨。连续治疗两个月，牛洪芳竟能下地正常行走了。小伙子高兴地逢人便说："孟大夫太神了，救了我一条腿。这下子我不会残了。等我娶了媳妇，领她一块儿来谢谢孟大夫。"

随着社会的进步、科技的发展，人们对骨伤治疗的要求也越来越高。按常规，中医手法复位使骨折断端对位对线三分之二即达临床标准；但孟晓东却对自己提出了更高的要求，尽量使骨折整复达到解剖位。这对手法整骨来说，难度是很高的。孟晓东凭着多年的实践经验及手摸心知的高超医术，硬是让众多严重移位的骨伤病人达到了解剖复位的喜人疗效。

长通路小学学生李军航，在学校与同学嬉戏时被推倒，造成左肱骨髁上骨折。X光片显示，骨折处完全分离并侧方移位。其治疗难度相当大，如整复稍不到位便会发生尺偏，出现肘内翻畸形，让患者手术治疗也在情理之中；但孟晓东没有推出不管，而是凭着娴熟的手法，对小军航进行了手法整复且一次到位。经X光片对照检查，骨断端已完全复位且对线对位均达解剖位。20多天后，李军航便痊愈了。孩子的姥姥感激地说："本以为这孩子必（做）手术无疑了，小小年纪就要遭这把罪。没想到这么快便治好了。这孩子有福啊，遇上了孟大夫。"这样的例子不胜枚举。如永宁路小学李天龙、树勋小学钱洪飞等，经愈后跟踪查访，均未出现尺偏现象。

一天，诊所来了一位半身不遂的老人，名叫盖福才。他患脑血栓后遗症已10多年，偏偏又摔伤，造成右肱骨髁上和尺骨下1/3两处骨折。老人说话不清，行动不便，很难进行医患配合，且两处骨折稳定性差，治疗难度很大。应该说，这是一个棘手的病例。可家属不忍心让老人开刀治疗。望着家属恳切的目光，孟晓东大夫抛却了私心杂念，收下了这位老人。他认真细致地为老人进行了手法整复，又打破常规特制超肘关节夹板，将大、小臂两处骨折同时固定，加强其稳定性。经拍片检查，两处骨折均达解剖位。再配合服药，内外兼治，40天后便形成骨痂，达到临床愈合。解除固定后，孟晓东又为老人施行手法按摩，助其恢复功能。20多天后，老人居然能生活自理了，其肘关节的功能活动比骨折前还要好。家属惊喜不已，感激不尽。

对小儿股骨干骨折的治疗，常规治疗方法一是牵引，二是手术。因患儿太小，悬吊牵引太痛苦，患儿通常不予配合，极易造成再度错位。手术治疗又有可能影响小儿的生长发育。有没有一个更优秀的治疗方案呢？孟晓东陷入了苦心钻研中。他凭着临床积累的丰富经验，进一步挖掘祖传医学之精华，对传统治疗小夹板固定进行了大胆的改革，将其引申发展为"超肢体牵引固定夹板"。它既有现代医学的牵引作用，又有传统夹板的固定作用，具有安全、简便、痛苦小、无再损伤、医疗费用低、骨折愈合快的特点，使孟氏整骨医术得到了升华与提高。该发明已获得国家专利（专利号ZL992092841），填补了中医骨伤领域的一项空白。

一天清晨，诊所还未开门，便来了一对焦急的年轻夫妇。丈夫满头大汗，脖子上挎着一根绳子，绳子上托着一块木板，上面躺着一名3岁的小男孩。男孩的母亲手里拿着X光片子，哭得两眼通红。孟大夫接过来一看，是小儿左股骨干上三分之一骨折。经询问得知，他们来自怀德响水地区，孩子叫刘阳，在拖拉机后面玩耍，被他爸爸倒车时不慎轧了。心痛之余，小两口托起孩子直奔长春。医院要给做手术，他们舍不得，便来到了孟晓东诊所。孟大夫立即对小刘阳实施了"超肢体牵引固定夹板"治疗。小刘阳经过此法治疗，短短20多天后便解除了固定。临床检查，双腿等长。又经过几天功能锻炼，小刘阳便能撒欢跑着跟小伙伴玩去了。刘阳的父母这才破涕为笑。一年后，他俩又领着小刘阳来答谢孟大夫，只见活蹦乱跳的小刘阳已经长高了一头。此后，孟晓东又收治了20多例小患者，均达到了良好的治疗效果，如双阳双营子的小鲁强、响水刘小窝棚的张美英等。

可以说，孟晓东对各类闭合性骨折的手法整复，已经达到了得心应手、游刃有余的程度。此外，他还具备一手神奇的按摩技术，使很多骨折后期功能障碍、关节强直、间盘突出及颈椎病、肩周炎患者都奇迹般地康复。

长春电影制片厂美术师白晓涛，因车祸而膑骨骨折。他在床上静养了半年多后，膝关节强直，伸屈功能丧失，给生活带来极大不便。患者做过理疗后收效甚微，逐渐对治疗失去了信心。最后，他抱着一线希望来到孟晓东诊所。孟大夫运用以柔克刚、刚柔相济的手法，由浅入深、由轻到重、由点到面进行穴位按摩，并根据病人承受力的大小，予以强制性功能恢复。半小时后，病人即能下地小走几步。这样坚持了20多天，病人竟能健步如飞，骑车、打球等一切活动恢复如初。白晓涛又惊又喜，连说："真没想到好得这么快，原以为下半辈子要成废人了。奇迹！奇迹！"

孟晓东身为医生，能时时处处替患者着想。有的轻伤患者，通过手法按摩即可治愈的，孟大夫就不给开药。有的患者盲目要求多开药，孟大夫如实下方，不让患者多花一分钱。有的患者在别处就诊后不放心，又来到诊所要求孟大夫重新处置，孟大夫经检查后便如实相告："医院对你的治疗措施完全正确，不必重新处置，省下这笔钱吧。"孟晓东身上处处体现了作为医生的坦荡和真诚，抛弃了门户之见和同行相轻的狭隘。例如，有的患者需要手术治疗时，由于恐惧，执意要求孟大夫予以保守疗法，孟大夫便会耐心解释，解除其心理压力，告知其施行手术的必要性，直至其打消顾虑。无论是孟晓东治愈的患者，还是仅仅咨询过孟晓东的患者，都会发自内心地说，孟大夫这个人真实在，就像患者的自家人。这些昔日的患者日后都成了孟氏的朋友。孟晓东无论走在大街上，还是去超市里，总会有人热情地跟他打招呼。尽管工作劳累，孟大夫心里却是充实的。他说，患者满意，就是对他的最高奖赏。

孟晓东作为孟氏整骨的第五代传人，为骨伤病人早日康复而努力地工作着，并赢得了患者的信任与爱戴，党和政府也给了他很高的荣誉。目前，孟晓东已晋升为主任医师。他连任吉林省第八、九、十、十一届政协委员，是吉林省人民政府文史馆馆员。孟晓东的名字已被载入《中国专家大辞典》《中国世纪专家名人录》，长春市档案局为他建立了"名人档案"。2000年，在长春首届"名人工程"中，孟晓东被长春市委、市政府命名为"长春知名医生"，同时被长春市卫生局授予"长春名医"称号；2003年，"孟氏整骨孟晓东门诊"被长春市卫生局评为"中医特色门诊部"；2005年，孟晓东被吉林省人民政府评为"吉林省第八届有突出贡献专家"及"吉林省优秀专业技术人才"，享受国务院政府特殊津贴。2008年，孟晓东被吉林省人民政府评为"吉林省名中医"；2009年，他被评为"全国基层优秀名中医"，孟氏整骨被吉林省人民政府评为省级非物质文化遗产保护项目，孟晓东被列为非物质文化遗产传承人；2011年，孟氏整骨被商务部授予"中华老字号"称号。

荣誉多了，名气大了，但孟晓东并没有因此止步。作为孟氏整骨第五代传人，他深知自己责任重大。中医骨伤事业是祖国医学宝库中一颗璀璨的明珠；它源远流长，博大精深，还需要后人去不断挖掘、整理与提高。

孟氏整骨第六代传人孟昊有幸出生在党的十一届三中全会之后的改革开放年代。孟昊的孩提时代是在爷爷孟庆年的孟氏整骨诊所里度过的，又受到了父亲孟晓东的言传身教。2003年，孟昊考取长春中医学院（现长春中医药大学）骨伤系研究生，攻读硕士学位。他受到了更加系统、深入的中医理论指导和优秀的中医传统医学教育，在其所传承的孟氏传统医术基础上有了新的拓展和提升。孟晓东、孟昊父子决心为振兴中医骨伤事业，弘扬祖国医学精华，将孟氏整骨医术进一步发扬光大、造福于民而倾尽毕生精力。

第四节 朝鲜族崔氏正骨疗法

一、朝鲜族崔氏正骨疗法特点

骨伤学在朝鲜族传统医学中一直是较为薄弱的。朝鲜族崔氏正骨疗法不仅填补了这一空白，而且为丰富和发展中医骨伤学做出了新的贡献。朝鲜族崔氏正骨疗法主要包括：崔氏正骨手法、崔氏系列药、推拿法、牵引法、经络注射、崔氏针灸法、中药外洗等。综合运用上述疗法，可以治疗腰间盘突出、各种颈椎病、颈椎间盘突出、颈椎管狭窄、各类肩周炎、急性腰扭伤、增生型脊椎炎、关节扭挫伤、足跟痛、骨折后骨不连、手术后骨不连、类风湿关节炎、膝关节骨性关节炎、胸椎小关节紊乱、肱骨内外上髁炎等骨伤病，疗效良好。朝鲜族崔氏正骨疗法在多年的医疗实践中，充分显示出了重要的医学价值和社会价值。

朝鲜族崔氏正骨疗法的主要特点是：第一，在正骨手法、用药、针灸等方面，形成了一套自身独特的、完整的治疗方法。第二，正骨手法简便，疗效快。例如，颈椎间盘突出伴有颈椎管狭窄的患者，一般约需要两个月时间方能治愈；但采用崔氏正骨疗法，仅用3～4周时间即可治愈。第三，治疗费用低廉，一般为手术治疗费用的5%左右。

二、朝鲜族崔氏正骨疗法起源

19世纪中期，朝鲜流民大批迁入中国，民间行医者也随之而来。《中国朝医学》（延边人民出版社2005年版）记载，朝鲜族传统医学传入我国延边地区始于1884年，朝鲜族中医传入延边地区始于1894年。1920年以前，延边地区的朝医从业人员约有200人，这些人中治疗骨伤的医者究竟有多少不得而知。

据《延边朝鲜族自治州概况》（延边人民出版社1984年版）的记载，1907年日本人在龙井建立了第一家医院，1908年6月清政府在延吉建立了边务医院。在此之前，延边地区全靠民间医者医治各种疾病。民间医者分为朝医和中医两种，他们的医疗手段主要依靠祖传或师传的秘方和医术，其传承方式主要依靠言传身教。在延边地区，正规的中医教育始于1956年，但朝医的传承一直靠民间传承。朝医传承的唯一方式是言传身教，没有留下文字记录，因而很难探寻其详细、具体的历史渊源。朝鲜族的正骨术更是如此。在朝鲜族民间正骨的医者中不少是女性，这种现象一直延续到20世纪70年代。

崔宗河出生于民间医生世家。其外祖父等人曾在朝鲜咸镜道一带行医，颇有名气；外祖母是一位民间正骨能手。崔宗河从事正骨事业，深受外祖母的影响和指教。1971年，崔宗河考入

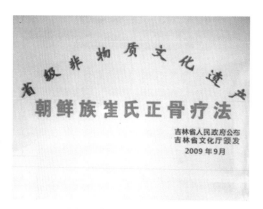

图5-25 省级非物质文化遗产牌匾

延边医学院，开始全面、系统地学习医学知识，并立志要在治疗骨伤疾病方面有所造诣。大学毕业后，崔宗河在从事医疗工作过程中潜心研究，努力探索，在朝鲜族传统民间正骨疗法的基础上，逐渐探索出了一套富有自身特点的朝鲜族崔氏正骨疗法。

三、朝鲜族崔氏正骨疗法传承

朝鲜族崔氏正骨疗法传承谱系见表5-1。

表5-1　　　　　　　　　　朝鲜族崔氏正骨疗法传承谱系

代别	姓名	性别	民族	出生年月	传承方式	学艺时间
第一代	不详	男	朝鲜族	不详	祖传	不详
第二代	李淑子	女	朝鲜族	1891年2月	家传	不详
第三代	崔宗河	男	朝鲜族	1954年2月	家传＋大学	1971年
第四代	崔华	女	朝鲜族	1981年4月	师传＋大学	2000年
	崔民	女	朝鲜族		师传＋大学	2017年

四、朝鲜族崔氏正骨疗法当代传承人

崔宗河，男，朝鲜族，主任医师，1954年2月出生于吉林省安图县。1973年8月毕业于延边医学专科学校。1973年8月—1982年，在延边纺织厂职工医院任外科医师；1980年8月—1981年8月，在延边大学附属医院普外科进修；1982—1989年，任延边天宝山矿职工医院外科主任；1984年1—12月，在哈尔滨创伤骨科中心医院（省级）进修骨科；1984—1989年，在长春中医学院中医骨伤科学习；1989年7月—1991年，在长春中医学院中医系学习；1989—1993年，任

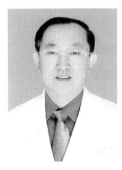

图5-26　崔宗河

延边凉水煤矿职工医院院长；1993—1994年，任图们市中医院副院长兼外科主任。他从事医学临床工作40余年，发表论文近40篇。2009年，朝鲜族崔氏正骨疗法被列入《吉林省第二批非物质文化遗产名录增补项目》。由于在骨伤医疗方面的突出贡献，崔宗河曾荣获"世界尚天裕科技进步奖""中华医学科技奖"，并被授予"当代中国骨伤杰出人才""世纪骨伤杰出人才"等荣誉称号。

五、朝鲜族崔氏正骨疗法发展

目前，传承100多年的朝鲜族民间治疗骨伤疾病的技艺在国内大多已经失传，在各地的正规医院中已很难看到朝鲜族骨科门诊，而且中医治疗骨伤的方法也逐渐转向西医化。虽然面临种种危机，但吉林省延吉市朝鲜族崔氏正骨医院依然坚持采用朝医和中医相结合的方法治疗各种骨伤疾病，并取得了较好的疗效，焕发出勃勃生机。

1994年，经延边朝鲜族自治州卫生局批准，崔宗河在延吉市创立了崔氏正骨门诊部。1998年，创立了延边朝医正骨研究所。2003年，崔氏正骨门诊部晋升为崔氏正骨医院。2006年，创立了延吉市北大医院。2014年，创办了延吉市北大按摩职业培训学校。2016年，创办了珲春市崔氏医院。2017年，创办了龙井崔氏诊所。为了传承和发展朝鲜族崔氏正骨疗法，崔宗河培养徒弟，把朝鲜族崔氏正骨疗法技艺不断发扬光大。

第五节　牛氏正骨疗法

一、牛氏正骨简介

吉林省扶余市中医骨伤医院是一家以中医骨伤科为主的专科医院，由牛氏正骨传人牛振华院长创建于2000年。其前身为牛氏正骨门诊部、骨伤医疗中心。该院另在三井子镇设立分院，是松原市首家中医骨伤骨病专科医院，承担着松原市创伤急救病救护重任，是中国人寿保险公司、中国平安保险公司、太平洋保险公司、社会保险公司扶余市骨伤、骨病医疗保险定点医院，是全市城镇职工医疗保险（骨伤、骨病）定点医院，也是扶余市公安局交警大队交通事故致伤人员治疗指定医院。

二、牛氏正骨传承与发展

牛振华是牛氏正骨传人，深得祖传正骨疗法之精髓。其下一代传人牛立刚、牛艳丽医师在医科大学毕业后，又进一步学习现代骨科技术，运用牛氏正骨法、牛氏祖传秘方为骨伤重患献爱心，特在三井子镇开设了牛氏骨伤医疗中心。

牛振华，男，1956年出生，黑龙江省双城县人，现任吉林省扶余市中医骨伤医院院长，扶余市政协常务委员，中医骨伤科副教授、副主任医师，世界中医骨伤科联合会副会长，世界中医骨伤科联合会扶余培训基地校长。他还任《世界中医骨伤科杂志》副主编，《现代中医骨伤科学》卷二《骨创伤学》主编，《中国中医骨伤科杂志》特聘编委；2001年荣获松原市"地方名医"称号。

牛振华出身于中医正骨世家，自幼聪敏好学，耳濡目染，秉承庭训，酷爱中医牛氏正骨术，立志毕生奉献于中医骨伤科事业。他素以"仁义德厚、术精廉明"为座右铭，勤学古训，博采众长，以传统牛氏正骨术及中西医结合治疗骨伤、骨病等技术专长而享誉海内外。

牛振华在读书时就学习了许多重要的中医典籍。1973年，以优秀成绩毕业于永胜第一高中。1974年3月，叔叔收牛振华为牛氏正骨第三代继承人，送他到哈尔滨市道里区太平镇卫生院学习中医正骨。两年学徒期间，叔叔言传身教，加之自己勤奋好学，牛振华不仅掌握了牛氏正骨术的全部技术要领和理论精华，于1989年在中医骨伤科函授学院毕业，而且自修了全国中医专业教材的全部课程和大量骨科典籍《理伤续断方》《医宗金鉴》《正骨心法要旨》《伤科补要》《伤科大成》《伤科汇纂》等，以《刘寿山正骨经验》和《中医骨伤科学讲义》两本教材为主导，成为一名名副其实的正骨老师。1976年3月，牛振华正式出徒，到双城县永胜乡永丰卫生所开设的中医骨伤科工作，由此开始了"悬壶济世、正骨行医"的临床生涯。

1978年4月，牛振华被调入永胜乡永胜村卫生所，特设中医骨科门诊并设住院部；1978年6月，他被请到吉林扶余东九号村，两周治愈赵东发二女儿胫腓骨陈旧性骨折和钟跃生长子锁骨骨折，从此牛氏正骨从黑龙江传到吉林省扶余县；1978年6月30日，三岔河镇东九号村党支部请牛振华到村卫生所行医并开设骨科诊所；1980年，新安镇党委决定开设"新安镇骨科诊所"；1985年，他受聘在扶余县新安镇卫生院开设中医骨伤科，中医骨伤临床疗效有了新的突破和进展；1989年5月，他被调入扶余县人民医院任骨科医师；1990年5月至1991年5月，他参加"哈市五院"（哈尔滨市创伤骨科中心医院）举办的第二期骨伤科进修班学习；在县医院骨科临床四年后，他于1993年6月独立开设牛氏正骨门诊；1995年3月，开设扶余县三岔河镇骨伤医疗中心；2000年，创建了吉林省松原市首家中医骨伤骨病专科医院——扶余县中医骨伤医院；2002年5月，该院被世界中医骨伤科联合会确定为"世界骨联培训基地"，为中国中医骨伤科走向世界奠定了坚实基础，为牛氏正骨术的发展、壮大创造了条件。

第六节 海城苏氏正骨

海城苏氏正骨传承至今历经四代，已有百年历史。2014年，海城苏氏正骨被列入《第四批国家级非物质文化遗产代表性项目名录》。独特的苏氏正骨法与穿针外固定疗法的完美结合，在治疗骨折方面具有优势。海城苏氏正骨传承人广泛开展中医骨伤科微创治疗，可以使患者早期离床活动，减少合并症的发生。同时，海城苏氏正骨应用手法诊疗特色，治疗各种骨病、筋伤和脱位等疾病，疗效确切，医疗成本低，患者乐于接受，在广大群众中享有良好的口碑。

一、苏氏正骨起源

海城苏氏正骨历史悠久，是辽南地区民间祖传传统医药的杰出代表，更是享誉辽宁乃至全国的非物质文化遗产。它作为传统医药，在冠以"苏氏"并形成正骨流派之前，在民间传承的历史更为悠久。

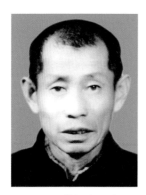

图5-27 苏相良医生

据史料记载，清道光、咸丰年间，正骨技艺在辽南海城地区民间广为流传。清光绪年间，在海城当地较有影响、技艺精湛的医生，要数海城县温香乡龙台铺村的民间医生曲大夫。曲大夫生于清同治十年（1871），从小随父行医，治疗跌打损伤。清光绪、宣统年间，他在当地十里八村已小有名气，许多患者慕名前来看病。民国初年，曲大夫成为辽南海城地区的民间名医，前去求医的患者络绎不绝。

民国年间，当时18岁的苏相良（1901—1981）在劳作时不慎造成前臂骨折。他慕名找到当时的民间名医曲大夫为他治病。在治疗过程中，苏相良深刻地体会到了疾病的痛苦，并目睹了医生为患者祛除疾病后患者的感激之情。这些都促使他立志学习中医正骨，为百姓解除病痛。有了这种想法后，苏相良一边治疗一边偷偷学习正骨技艺，主动帮曲大夫打下手、干家务，与他关系甚好，深得他的喜欢。苏相良病好后也不愿离开，想拜曲大夫为师学习中医正骨技艺；但曲大夫因他年纪偏大，担心他吃不了苦，婉然拒绝。被婉拒后的苏相良并没有放弃，而是一直跟曲大夫保持着来往，时常去他家中帮忙干活，协助曲大夫炮制药物，看曲大夫为患者治病，并收集查找相关资料。皇天不负有心人，不知是苏相良的勤奋、刻苦和韧性感动了曲大夫，还是曲大夫确实看出苏相良在医疗方面的悟性和天分，在苏相良35岁的时候，已年过花甲的曲大夫正式收苏相良为徒。就这样，苏相良师从曲大夫，为患者诊病10余年，直至曲大夫去世。在这10余年的实践中，苏相良继承了师父的衣钵，结合自身在实践中的摸索，不断完善与发展师父的正骨技艺，使其发扬光大。此时的苏相良在当地已有了一定的影响力，在妻子李毓玲的支持和鼓励下，于1947年在海城西关开设了相良正骨所，与妻子一起研究正骨技艺，为民看病。在长期的医疗实践中，他们夫妻共同总结经验，初步形成了一套正骨理论，即"苏氏正骨四法"——分神复位法、刚柔固定法、内外用药法、自然练功法，为苏氏正骨流派的形成奠定了坚实的基础。

中华人民共和国成立后，苏氏正骨技艺得到了政府部门的重视，政府给予了一定的扶持。1953年8月，时任水利部部长的傅作义来海城视察灾情时发生车祸，造成右肩关节脱位，被苏氏正骨的创始人苏相良治愈。苏相良从此名声大振，群众纷纷到海城西关找他治疗骨伤疾病，海城苏氏正骨逐渐成为辽宁著名流派之一。

1956年，海城成立了联合诊所，苏相良夫妇以较有名望的民间接骨医生身份加入联合诊所。同年，苏相良的二儿子苏玉樵也随父加入联合诊所。因深得患者的信任，来此就医者络绎不绝。苏相良的三儿子苏玉新1962年高中毕业后来诊所跟师学习，主要是师从苏相良。苏玉新在大量的临床实践中深得正骨要领。1986年，中国中医研究院骨伤科研究所经过考察鉴定，确认苏氏正骨为现代骨伤科流派，肯定了其在国内学界的地位，同时将其收入《伤科集成》和《现代骨伤科流派精粹》等书籍。1988年，苏玉樵带领20余人成立了海城市正骨医院。

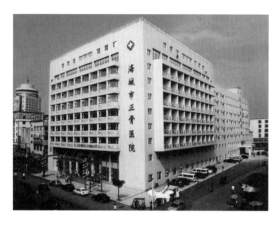

图5-28　海城市正骨医院外景

二、苏氏正骨主要特点

从20世纪80年代初开始，苏氏正骨日臻成熟，其传承人对传统的苏氏正骨技艺进行了挖掘和整理，总结出了具有独特学术思想的"苏氏正骨四法"，即分神复位法、动静固定法、内外用药法和益气练功法。该法在治疗儿童肱骨髁上骨折、手法治疗股骨干骨折，以及运用手法加骨科复位固定器治疗股骨颈、胫腓骨骨折方面颇具特色，得到了专家和患者的一致肯定。

分神复位法是运用巧妙的语言和动作在分散患者注意力的同时，瞬间将骨折和脱位复位。对于一些复杂的病例，整复前辅以自制药酒喷敷患处，使伤者感到局部寒凉刺骨，从而减轻心理紧张状态，分散注意力，使肌肉松弛。

苏氏对传统夹板加以改良，形成了独特的刚柔固定法。苏氏采用辽宁当地盛产的薄柳椴木片代替传统的木板、竹帘、纸壳等制成夹板，塑形能力好，克服了传统夹板过刚或过柔的缺点，不易产生皮肤压疮、骨折再移位等并发症。

苏氏用药强调内服与外敷相结合。内服活血化瘀、强筋壮骨之药，部分伤处用药外敷熏洗。除了应用一些临床有效的验方和名方，苏氏还根据各伤科疾病特点制成了自己的传统方剂，比如治疗骨折、脱位的精制接骨丹和骨伤丸。

苏氏主张动静结合的治疗原则，通过"吐纳功"等自然练功法，促进人体内部气血阴阳的动态平衡，加速损伤部位的康复。

随着时代的发展和医学的进步，苏氏传人博采众长，将"苏氏正骨四法"同现代医疗手段相结合,形成了独特的医疗方法和体系。苏氏现有代表性著作《苏氏正骨》《苏氏正骨精要》《骨伤难症百例》《苏氏推拿与临床》。

在苏氏正骨学术思想的统领下,海城苏氏正骨既不排斥其他学派的思想,又不闭关自守。在紧紧抓住传统医术的基础上,不断加以研究、发展和完善,积极引进现代医学科学技术,把优秀的、现代化的东西拿来为自己所用。海城苏氏正骨借鉴别人成功的经验和失败的教训,明确提出了以中医为主、西医为辅,以手法复位为主、手术为辅,能用手法不用刀,以功能性复位为标准,力求解剖对位,以及"先中后西,能中不西,中西结合"的治疗原则。其医疗技术已发展到从单纯性骨折治疗到多发性骨折治疗,从闭合性骨折治疗到开放性骨折治疗,从新鲜骨折治疗到陈旧骨折治疗,从四肢骨折治疗到关节内骨折治疗,从传统的手法复位小夹板固定到中西医结合治疗各类创伤。

三、苏氏正骨当代传人

(一)苏玉新

苏玉新,苏相良的第三子,苏氏正骨第二代传承人,1943年12月22日生。现任海城市正骨医院名誉院长,中医骨伤科主任医师,全国老中医药专家、辽宁省名中医,曾任长春中医药大学、辽宁中医药大学骨伤方向兼职教授,中国人才研究会骨伤分会副理事长、中华医学会鞍山分会中医学组组长。苏玉新在中学时代就对生物学和中医正骨产生了浓厚的兴趣,涉猎了一些现代医学基础知识和中医典籍。1962年高中毕业后,他随父学医,怀着为患者解除病痛、济世救人的志向,决心成为优秀的骨伤科医师。他在当学徒期间勤奋好学,加之父亲的言传身教,对"苏氏正骨四法"的要领和理论有所掌握。他继承并强化了苏氏"分神复位法"快捷、灵活、有效的特点,可以做到在瞬间无痛接骨。在骨折复位固定方面,他在家传自制柳椴木小夹板固定的基础上,运用现代医学知识,改进夹板的设计,用闭式穿针配合金属支架治疗开放和不稳定骨折,克服了传统手法复位小夹板固定治疗骨折的局限性。

在治疗软组织损伤、脱臼和各种退行性病变过程中,他运用"吐纳功"调整患者呼吸和肢体活动,促进患肢功能恢复。特别是在运用"膝顶旋腰法"治疗腰椎间盘突出症、急慢性腰扭伤等筋伤疾患方面,均取得了满意的疗效。儿童肱骨髁上骨折易出现肘内翻畸形愈合,他采用"超锁肘稳前臂七块夹板固定法"治疗，克服了前臂约束固定力不足的弊端，使肘内翻畸形发生率明显下降。他在内外用药和自然练功法方面也有独到的见解，使苏氏正骨流派得到了完善和发展。

苏玉新通过总结40余年中西医结合治疗骨伤的实践经验，整理并编撰了正骨学术思想、手法与骨科复位固定相结合的学术专著《苏氏正骨》《骨伤难症百例》《苏氏推拿与临床》，发表学术论文20余篇。其中，"带顶骨针复位固定器治疗胫腓骨不稳定骨折""三针锁针加压器治疗股骨颈骨折临床研究"等科研成果分别获1991年、1992年辽宁省人民政府科技进步奖。他整理完成的"苏氏正骨法"被卫生部列入《十年百项成果推广计划》。他多次举办培训班，并到浙江省等地传播骨伤科治疗技术。

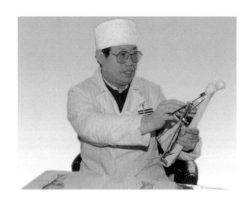

图5-29　苏玉新医生

（二）苏继承

苏继承，苏玉新的长子，苏氏正骨第三代传承人，主任医师，硕士生导师，辽宁省知名医生，全国基层名老中医药专家。他曾连续五届当选鞍山市人大代表，现任中国中西医结合学会骨科微创专业委员会副主任委员、鞍山市科技局行业评审专家、中华医学会鞍山市分会医疗事故鉴定专家库成员。他早年受父亲苏玉新的影响，酷爱中医接骨技艺，尤以中医手法治疗颈椎病及腰椎间盘突出症等见长，在实践中不断丰富了苏氏正骨法。他钻研骨伤科专业技能，坚持走中西医结合治疗骨折的道路，不断积累临床理论与实践经验，完成了多项省、市级重点科研项目。

1996年，苏玉新院长病倒后，苏继承义无反顾地挑起了重担。他从1996年开始主持海城市正骨医院工作以来，秉承"科教兴院"的办院思想，热心鼓励和扶植学科带头人的成长，开展学术研究，引进新技术、新疗法，使医院的学术水平居于辽宁省领先地位。他弘扬中医药文化，加强技术队伍建设。他擅长各种骨伤科诊疗技术，如手法治疗颈椎病、腰椎间盘突出症和骨折后期康复等，精通骨折内外固定技术和骨病治疗。他还担任国家中医药管理局老年骨折病重点专科建设项目负责人，承担省、市级重点科研课题，主编和参编了多部学术专著，发表学术论文10余篇，获得多项国家发明专利和实用新型专利。他在主持医院工作的20多年间，完成了创建"三甲"医院的系统工程和申报国家级非物质文化遗产项目等工作。

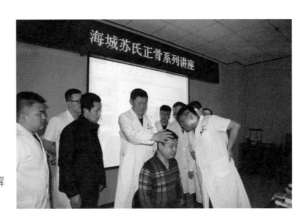

图5-30　苏继承为弟子们讲解苏氏正骨技艺手法

（三）苏纪武

苏纪武，苏玉新的次子，苏氏正骨第三代传承人，1986年中专毕业后师从其父学习中医正骨，并参加了鞍山市卫生局举办的骨伤科师带徒班，后来又在长春中医学院、黑龙江中医学院等高校继续深造。1993年，苏纪武负责组建了假肢科。1996年，他担任主管行政、后勤工作的副院长，以强烈的责任感、公关能力和敬业精神，提出了医院长远发展的思路。他善于调查研究，及时发现问题并解决问题，为医院开展医疗活动起到了保驾护航的作用。

苏纪武凭着强烈的责任感和事业心，在社会交往等方面都做了十分有益的工作。他协调外市、县有关部门，与50多家保险公司合作，使海城市正骨医院被确定为保险公司定点医疗单位；协调各保险公司，为医院增加患者来源。他不失时机地进行宣传，树立医院新形象，同时对苏氏正骨知识产权加以保护，积极主张申报"海城苏氏"为辽宁省驰名商标，并亲自参与保护知识产权活动，打击了省内多家医疗机构和个体行医的侵权行为，有力地维护了海城市正骨医院的声誉。

（四）苏纪权

苏纪权，苏玉新的第三子，苏氏正骨第三代传承人，医学博士，硕士生导师，鞍山市知名医生，中国中西医结合学会骨科微创专业委员会青年主委，辽宁省中西医结合骨科微创专业委员会主任委员。从2017年起担任海城市正骨医院院长、党委书记。

苏纪权1994年毕业于长春中医学院针灸骨伤系，1998年考取该校中医骨伤专业硕士研究生，之后在吉林大学攻读博士学位，又就读于中国中医科学院科研工作站。他善于理论联系实际，勤于思考，早期与工程技术人员一起开发研制了电子治疗仪。该治疗仪是现代科学与祖国医学经络学说等传统文化相结合而独创的新技术成果，在实践中得到了广大患者的好评。

在指导医疗工作中，苏纪权系统地整理了苏氏正骨法，包括名老中医苏玉新中医正骨学术思想以及在其指导下手法复位与骨科复位固定器的结合，诠释了苏氏正骨的深刻内涵，使其具有一定的先进性、实用性和推广价值。在整理苏氏传统用药过程中，他对精制接骨丹、接骨1—4号和伤科外用药等去伪存真、去粗取精，使理法方药辨证论治更加得当。他继承、创新和发展了苏氏正骨技艺，使传统医学、现代医学协同发展，在中西医结合脊柱科的诊疗方面居于省内领先地位。他收集和整理名老中医学术思想、临床经验和用药方法，并进行系统研究，建立高效的传承方法和个体化诊疗体系。在脊柱外科领域，他率先开展了脊柱特发性畸形矫正术和手法整复，均取得了良好的疗效。他带领全体职工开展创建"三甲"医院的工作，制定了诊疗规范和标准化临床路径，提升了医疗质量、学术水平和医院科学化管理水平。

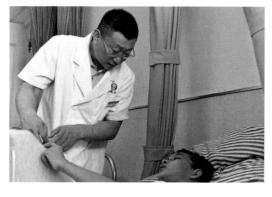

图5-31 苏纪权医生在为患者治疗

四、苏氏正骨发展

近年来，微创骨科观念和实用技术越来越受到重视。苏氏正骨传承人也在多年的临床实践中不断了解和掌握治疗老年骨折病的新观念、新疗法，将微创手术与传统中药相结合，创新了治疗骨折病的方法。这是微创骨科理念的具体体现。

近年来，微创骨科理念与技术成为骨科界众多学者追求的共同目标。微创治疗是人文的、绿色的，是符合人们健康发展需要的。苏氏正骨传承人等通过对微创骨科技术的不懈追求，已成功地将骨折复位固定器与闭合手法复位相结合。这体现了微创骨科理念在四肢创伤骨折治疗上的应用。苏氏正骨传承人还广泛地采用各种内窥镜手术治疗骨科疾患，比较成功的如关节镜检和手术，可开展关节内病理取材、冲洗，关节鼠的取出，软骨剥脱面的修补，髁间棘骨折的固定，半月板破裂的修复或切除，椎间盘镜下切除突出的椎间盘，椎体成形等。

为保护海城苏氏正骨技艺，苏继承制订了五年保护计划。此计划由他负责组织实施。还成立了非物质文化遗产保护领导小组，由名誉院长苏玉新负责督导。保护内容包括：全面、深入、细致地开展海城苏氏正骨挖掘整理工作，摸清苏氏正骨的发展历史沿革及传承情况；将所获得的资料进行归类、整理和存档，进行以资料整理为主的基础保护工作；建立长期有效的传承机制，召开研讨会，筹备建立海城苏氏正骨传承和保护基地，传承中国传统医术；对苏氏正骨进行挖掘整理，申报科研课题，在此基础上进行技术创新；建立海城苏氏正骨网站，在互联网上发布信息传播苏氏正骨法；成立苏玉新基金会，学习、宣传和保护非物质文化遗产；成立编撰小组，组织编写《辽宁正骨苏玉新治伤经验集》《实用骨伤科系列丛书：骨伤科康复技术分册》，整理完善《骨伤难症百例续集》；培训青年医生继承和发展海城苏氏正骨技艺，鼓励撰写学术文章，组织青年医生对苏氏正骨手法进行学术交流。

海城苏氏正骨将认真落实党的十九大报告对卫生系统的要求，履职尽责、求真务实，用行动完美地诠释救死扶伤、甘于奉献、大爱无疆的精神，为鞍海地区乃至辽宁全省骨伤科患者提供良好的医疗和健康保障。

第七节　雷氏正骨

一、雷氏正骨特点

(一) 骨科

雷氏骨科特色疗法是以雷氏祖传手法复位、微创无痛接骨为主，具体体现在以下4个方面：

(1) 夹板固定，石膏固定。优点是：无须做手术，患者痛苦小；能在短时间内做到功能锻炼。

(2) 克氏针内固定，用于短小骨折或撕脱骨折等应力不大的骨折固定。优点是：微创固定牢靠；术后可以早期锻炼，利于功能恢复。

(3) 外固定架固定四肢骨折。优点是：轻便，固定可靠；微创手术，不影响骨折端的供血；支架与骨干长轴一致，促进骨折处愈合；门诊拆除，无须做二次手术。

(4) 髓内针内固定术，多用于长管骨骨干骨折。优点是：固定处坚实牢固，利于伤肢早期活动锻炼；皮肤切口小，骨膜损伤小，稳定地保持对位、对线。

(二) 颈腰科

雷氏正骨的颈腰科特色疗法主要有以下3种：

(1) 保守疗法治疗颈腰病。采用电疗、红光疗法、按摩、牵引、针刀松解、骶管疗法、神经阻滞等治疗方法。优点是：无任何副作用，疗程短，见效快，患者可以随治随走。

(2) 德国颈腰间盘微创射频消融术。不用开刀，在 C 型臂 X 光机直视下，将头发丝般粗细的导针导入突出的间盘内射频消融，使突出的间盘迅速消融、萎缩。该疗法从根本上解除间盘突出对神经的压迫，微创无痛、安全，能收到立竿见影之效。

(3) 德国后路椎间盘镜微创技术。通过微型内窥镜准确定位消毒后，在突出的椎间盘阶段，用开口器像扎针一样开个小孔，将手术面放大60余倍在显示屏上进行髓核摘除。这是目前国内外治疗严重腰间盘突出最先进的微创技术，创伤小，恢复快，安全，无后遗症。

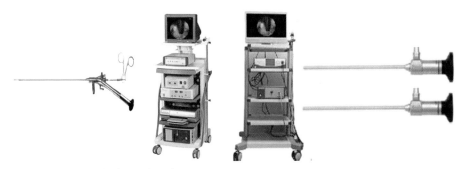

图5-32 颈腰科先进的医疗设备

（三）关节科

雷氏正骨治疗关节病，开创了五步特色疗法：一是物理疗法；二是雷氏祖传中药疗法；三是超强消炎疗法；四是超强氧化疗法；五是营养润滑疗法。同时，雷氏正骨引进德国高端关节镜技术，通过在皮肤上切出0.8~10毫米的微小切口，将关节镜放入关节内，可直接观察关节内的形态和病变；并通过使用特殊器械对关节内疾病进行治疗，从而避免关节切开手术。关节镜手术可治疗关节内各种炎症，如骨关节滑膜炎、类风湿性关节炎，以及骨刺、游离体、半月板损伤、各种关节粘连及关节活动受限等疾病。

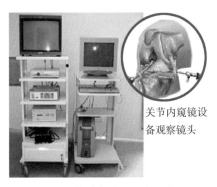

关节内窥镜设备观察镜头

图5-33 关节科先进的医疗设备

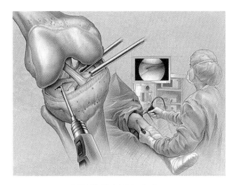

图5-34 膝关节镜微创手术

二、雷氏正骨起源与传承

自清朝末年至今，雷氏正骨已传承了三代，历经百余年。它的发展离不

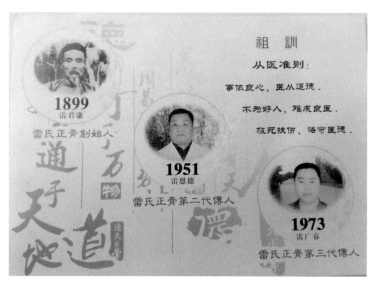

图5-35 雷氏
正骨三代传承人

开三代传承人的不懈努力。

民国年间，在吉林扶余一个积雪皑皑的冬季，雷君谦的二女儿从马车上跌落，不幸摔断左腿。雷家四处求医，却无人能医。正当雷君谦绝望之时，一位亲朋前来荐医。为了治好女儿的左腿，雷君谦不放弃一丝努力，请来了传奇医圣赵克昌。经过赵克昌的妙手医治，雷君谦女儿的腿部两天后便消肿

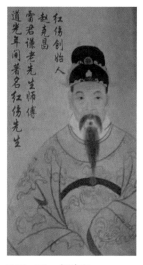

图5-36 赵克昌

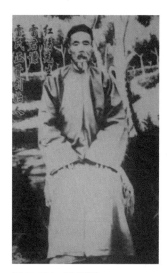

图5-37 雷君谦

了，七天后便下地行走自如。雷君谦从此放弃了安逸的生活，拜赵克昌为师，走上了艰辛的从医之路。雷君谦开创了雷氏正骨技艺，雷氏正骨的基业从此开始起步。

雷氏正骨第二代传承人雷恩德，在继承了祖传雷氏手法接骨的同时，针对骨伤骨病创新和研制了一系列红伤中药，可以实现对四肢骨折患者不切开手术，手法复位，辅以不同恢复阶段的红伤药品，使患者花钱少、痛苦小、恢复快，达到迅速恢复肢体功能的效果。他研制的治疗颈腰间盘突出的中药，经过临床应用，已经为成千上万的患者解除了骨科疾病的痛苦。

三、雷氏正骨当代传人

雷广春，雷氏正骨第三代传人，吉林省扶余德天骨科医院院长，吉林省著名骨科专家，中国创伤医学会委员。他出身于传统的中医中药正骨世家，其父辈开创的雷氏正骨老字号，在吉林松原地区乃至周边省份享有盛名。

1998年，雷广春专科毕业后只身来到社里乡开办了中医骨科诊所。当时，家族中几乎所有的长辈都不认可，认为涉世未深的雷广春开办骨科诊所是异想天开，担心他"如果办不好就会砸牌子"；但是，雷广春冲破了重重阻力，硬是凭着顽强毅力和拼搏精神坚持了下来。那时，乡下条件十分艰苦，医疗设备极其简陋；可是雷广春凭借精湛的医术和良好的服务逐渐赢得了周边百姓的信赖，到他那里看病的人越来越多。

2000年7月，雷广春将中医骨科诊所迁到了扶余县城西，开始了创业的新征程。他特别珍惜这一切，坚持服务患者、保本微利的经营理念，尽全力让广大患者得到最直接的实惠，使医院呈现出蓬勃向上的发展势头。

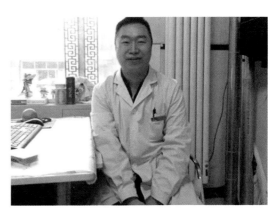

图5-38　雷氏正骨第三代传承人
雷广春

2005 年，雷广春将诊所迁至扶余县城的中心地段，创办了扶余德天骨科医院。他勇于探索、大胆实践，将传统的雷氏正骨与现代医疗技术相融合，创立了在 C 形臂 X 光机下无痛接骨，闭合穿针上架、上抓髋器、三针锁针外固定，不切开治疗的技艺。此举在吉林省医疗领域可谓首开先河。雷广春致力于骨科医疗工作约 20 年，在中医正骨方面深得祖传，有着较高的造诣。他勇于实践创新，先后在全国骨科名医院进修深造，并在《中国骨科杂志》上发表了多篇论文，总结出一系列中西医结合治疗骨伤骨病的特色疗法。他博采众长，去粗取精，更加优化了祖传的"雷氏秘方"，研制出了一系列"雷氏红伤内服和外服用药"，为数万名患者及时解除了病痛，被老百姓公认为德艺双馨的一代名医。

四、雷氏正骨发展

雷氏正骨在祖孙三代人的不懈努力下，在骨折创伤和各种骨科疾病的治疗上都有独到的疗效，为中华中医药事业积累了宝贵的经验和财富。同时，雷广春等传承人也将正骨技艺的精华全部集中于扶余德天骨科医院。

扶余德天骨科医院由雷氏三代人历经百年创办。该医院凭借祖传的中医中药正骨特色，广纳一流的技术和管理人才，汇集著名骨科专家；采用中西医结合疗法，开展骨科大中型手术及各种骨病的诊疗，为患者提供诊断、治疗、康复一体化服务。

为了满足患者的需求，雷氏正骨在诊疗实践中逐步提高各项技术，优化服务质量。雷广春院长与时俱进，及时决策，在扶余市体育场路北建造大型专科医院。新医院占地 2 万余平方米，预设病床 400 多张，为患者创造了花园式的温馨医疗环境。

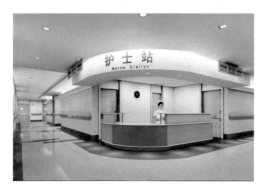

图 5-39　扶余德天骨科医院护士站

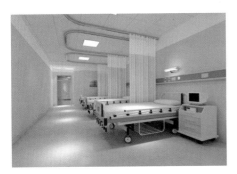
图5-40 扶余德天骨科医院病房

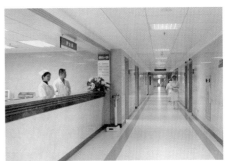
图5-41 扶余德天骨科医院前台

　　新医院在雷氏祖传疗法的基础上汇集了一批顶尖专家，他们在医院坐诊手术，如：吉林大学骨科教授张远鹰，北京骨髓炎、肢体矫形专家彭爱民教授，山东省脊柱诊治专家王随山教授，吉林大学第三附属医院急诊内科主任赵志明教授，等等。该医院还拥有核磁共振仪、彩超、CT、椎间孔镜、关节镜等尖端设备和百级层流手术室。整合全国骨科专家开展骨科高端手术治疗，为患者量身定做诊疗方案，提供更高端的医疗健康服务。

第六章
东北民间按摩针灸疗法

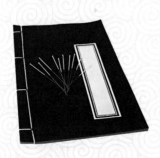

第一节　张懋祺中医整复点穴骨盆复位疗法

一、技艺特点

（一）骨盆倾斜原因

骨盆倾斜分为先天骨盆倾斜和后天骨盆倾斜两种情况。

所谓先天骨盆倾斜，是指部分女性在妊娠期间，自身的骨盆已经倾斜，从而导致胎儿在子宫内胎位不正（严重者导致无法顺产）。由于胎儿在母体内长时间受到母体的挤压，在分娩时受到外力的挤压，因此胎儿出生后也会出现骨盆倾斜的情况。这一系列原因可能导致婴儿出生后患有一些先天性疾病，出现后天骨骼发育问题。随着年龄的增长和受生物因素与环境因素的影响，骨盆发育的不平衡会愈加严重，从而易引发多种疾病。由此可见，在备孕期间和婴儿学习走路期间，均是女性绝佳的治疗时间。

所谓后天骨盆倾斜，是指人们因各种高强度工作、专业训练、日常锻炼、过度疲劳、女性穿高跟鞋、女性产后骨盆变形、外界暴力作用、久坐，以及跷二郎腿等不良生活习惯，而出现髂骨、股骨的轻度移位，继而导致骨盆倾斜，致使脊柱弯曲或扭转。

当股骨、髂骨受到某种外力的作用产生轻度移位时，原来紧密相连的股骨、髂骨、骨盆的位置会同时发生变动，脊柱会随之发生适应性变化，从而引发多种疾病。

（二）张懋祺中医整复点穴骨盆复位疗法基础理论

张懋祺中医整复点穴骨盆复位疗法是在祖国经络学说的指导下，用"疏通经络、宣导气血"达到治疗疾病目标的一种独特方法。该疗法的医学理论基础是人体骨骼学；按照中医理论来讲，是经络理论且渗透着微循环的理论。这种疗法是通过整理人体骨骼，辅以点穴，而达到疏通经络，调整阴阳，宣导气血，泄实补虚，扶正祛邪，刺激大脑皮层广泛兴奋，促使中枢神经恢复正常功能，使机体恢复健康的目的。人们往往不知道，骨盆的轻度移位是绝大多数疾病的根源。在人类的医疗史上，行医者从来不治疗骨盆，更不关注由骨盆倾斜导致人的两腿长短不齐，从而致使经络阻滞、气血不畅、百病丛生。

临床观察表明，用该疗法纠正患者股骨、髂骨的轻度移位，使骨盆、股骨、脊柱及全身骨骼的偏移迅速复原到正常位置，使十二经脉、奇经八脉循行达到正常，既起到了支持与传导力量的作用，又促进了气血在脉中的运行，即所谓"气滞则痛，气行则痛解"。可见，骨位发生改变是疾病的一种表现，而通过对股骨、髂骨移位的检查并施以骨盆复位来治疗疾病，是有理论和实践依据的。

骨盆是支撑着脊柱的基础，在骨骼中占有重要地位。人体左、右两侧的股骨、髂骨发生移位，一般都会导致脊柱的位置异常。脊柱中藏有脊髓，脊髓中的神经纤维与人体各器官发生密切的联系，起着支配呼吸、消化等各项生理功能的作用。当脊椎出现异常弯曲或扭转时，其内部的脊髓也必然发生异常弯曲或扭转，从而引起腰椎和颈椎相关疾病，导致韧带和肌肉萎缩，致使血液和淋巴循环受阻，中枢神经所支配的器官和脏腑功能发生障碍，造成整个身体失去平衡。此外，焦虑、工作不顺心、生气等也会引起人的精神紧张，继而给心脏、肠、胃以异常的刺激。如果不予重视，也会给身体带来各种疾病。

由于上述原因，经络也可发生移位，导致经络阻滞、气血运行不畅，从而影响人体的新陈代谢。《黄帝内经》曰："不通则痛，通则不痛"，"以通为顺，不通为逆"。中国传统医学认为，万病之因源于气滞，气滞则不通，不通则病。通为治病之根，通过该疗法将移位的股骨、髂骨复位，配以点穴，刺激面较广，可以起到疏经通络、活血化瘀、促进血液循环、改善新陈代谢、消肿止痛的作用，从而达到治疗疾病的目的。初次治疗后，部分患者（因个体体质差异）会产生良性的疗效反应，如身体酸软、乏力、胀痛、排气和排便增加，有的甚至出现恶心、呕吐等症状。

该疗法是以上述理论为基础，使用双手整复人体骨盆部位的不平衡骨骼，手法轻柔而无痛。无须使用针药，见效快，治疗过程中患者无痛苦。它属于中医科，但又区别于传统中医的正骨、推拿、按摩、气功点穴及其他常见的中医疗法。

（三）治疗的主要疾病

人体大多数疾病均与骨盆倾斜有直接或间接的关系。在治疗过程中，经过整复股骨、髂骨、骨盆、胸椎、腰椎、颈椎等恢复到正常位置，再配以点穴，疏通气血，则疾病尽可被治愈。1981年，辽宁省卫生厅会同辽宁中医学院（现辽宁中医药大学）、辽宁中医学会、辽宁中医科研医疗处对整复点穴骨盆复位大师张懋祺先生进行了临床考核，据对96名患者32种疾病的统计，有效率达85%。

经过张懋祺先生50余年的临床工作和治疗大量患者的经验总结，该疗法对以下疾病有显著的治疗效果：

（1）腰间盘突出/膨出及其引发的腰腿痛，下肢麻木、胀痛、冰冷；

（2）颈椎病及其引发的偏头痛、头晕、上肢麻木；

（3）女性产后骨盆矫正及腰腿痛；

（4）儿童骨盆复位；

（5）成人亚健康调理。

该疗法不仅能改善人的体质、治疗疾病，还可以使人精力充沛、延年益寿，是保健和预防各种疾病的一种有效方法。

二、技艺起源

该疗法历史悠久，可以追溯的最早传承人是明末的李多臣。李多臣是河南人氏，精通武术气功，掌握秘传于世的骨盆复位术。明代末期，他发起普济教会组织，以部振清（又叫部皇代）等八大弟子为骨干，广收门徒传授功法。骨盆复位术由此得以传承，并于民国时期传入沈阳。中华人民共和国成立后，在党和政府的支持下，以李多臣正传第九代李兴恩（已故）为代表的传人在沈阳建立了卫生院（霁虹卫生院），用骨盆复位术为广大患者治疗疾病。

张懋祺，祖籍山东诸城，1930年11月生于江苏扬州，被海外报刊称为"大陆六大名医"之一。20世纪60年代初，一个偶然的机遇，张懋祺获得李兴恩先生的真传。在历经8年的学习与临床实践后，1969年秋，张懋祺入职装卸公司九站卫生所，用整复点穴疗法从医。"山不在高，有仙则名。"一向冷清的九站卫生所在张懋祺到来后发生了翻天覆地的变化，每天有近百名患者慕名而来。在一批批患者康复而归后，张懋祺的名字也越来越被人们所

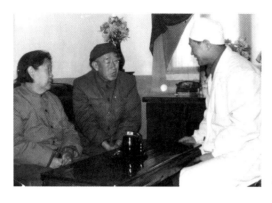

图6-1 张懋祺与战斗英雄郅顺义
在一起

熟悉。

全国战斗英雄董存瑞生前的战友郅顺义的妻子陈元凤，因患类风湿卧床
18年。经人介绍，她在郅顺义的陪伴下来到张懋祺的诊所。经过40次治疗之
后，这个长年卧床的病人奇迹般地站了起来。她除了手指因变形无法矫正
外，其他肢体功能均已基本恢复，生活可以自理。此事震惊了单位领导，他
们没有想到张懋祺的医术会如此神奇。单位领导指示张懋祺立即创办"毛泽
东思想红医班"。沈阳军区卫生部的首长慕名而至，特邀张懋祺到"全军第
三次新医疗法交流会"上讲学传艺，并进行临床表演。随后，他应邀到沈阳
军区总医院、中国人民解放军第二〇二医院、辽宁中医学院等10多家单位进
行演讲，并办理医疗短训班。

1985年9月，由张懋祺任所长的辽宁省退休协会中医整复点穴研究所举
行了隆重的剪彩仪式。省市领导，中医界同行，报社、电台、电视台记者等

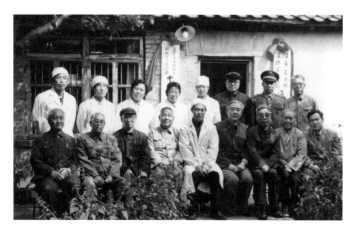

图6-2 1985年中医
整复点穴研究所成立
时张懋祺与省卫生厅
领导的合影

共100余人前来祝贺。时任沈阳市副市长张霁中亲自书写的两米多高的牌匾，竖立在大门前。

张懋祺先生行医50余年，为国内外大量患者解除了病痛，医效神奇，享誉海内外。香港"金利来"创始人曾宪梓、香港凤凰卫视著名节目主持人吴小莉、著名评剧表演艺术家新凤霞、著名剧作家吴祖光、大连海军舰艇学院冯洪达（冯玉祥将军之子）将军、著名导演谢添夫妇、著名运动员王军霞等，都慕名邀请张懋祺先生诊病治疗。同时，各大媒体如香港《广角镜》杂志、香港《文汇报》（连载7日）、香港《明报》、《健康报》、《中国科技报》、《辽宁日报》、《沈阳日报》、辽宁电视台等都给予关注，争相报道。

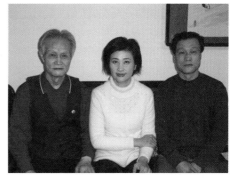

图6-3　张懋祺、张德全与吴小莉的合影

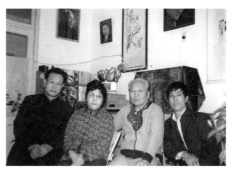

图6-4　张懋祺与新凤霞、吴祖光夫妇的合影

张懋祺不仅将这一古老的疗法继承下来，而且在临床实践中不断完善和整理，这才有了"张懋祺中医整复点穴骨盆复位疗法"。该疗法2009年4月被列入《辽宁省第三批省级非物质文化遗产名录》。

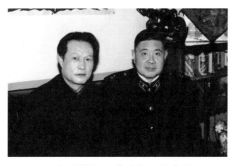

图6-5　张懋祺与冯洪达将军的合影

三、技艺当代传人

张德全，张懋祺的长子，第二代传承人之一。张德全1956年10月生于山东诸城，主治医师。1978年5月至2004年，他入伍后在沈阳军区前进杂技团卫生所工作。1993年11月至1994年5月，他在辽宁中医学院附属医院针灸科进修半年。1994年4月，他在辽宁中医函授通讯杂志上发表论文《整复点穴疗法治疗骨伤疾病述略》。1996年9月至1999年7月，他在大连军医高等专

科学校大专班学习。1997年12月，他发表论文《整复点穴疗法能治各种疑难病症》，并荣获第一届"华佗杯"医学论文大赛一等奖。1997年12月，他入选《世界优秀医学专家人才名典》。1999年12月，他的论文《整复点穴疗法能治各种疑难病症》荣获第二届全球华人医学大会暨优秀论文大赛"华佗杯创新发明金奖"。2002年3月，辽宁卫视频道播出了关于张德全事迹的节目《一名军医的爱心》；同月，中央电视台第七频道《军事报道》栏目播出《张德全学雷锋事迹报道》；9月，沈阳电视台第二频道播出专题节目《国防时空》，讲述了张德全的事迹。

张德全医师自幼随父学习张懋祺中医整复点穴骨盆复位疗法，迄今从医已有40年。他使用该疗法为国内外大量患者解除了病痛，并多次随杂技团出访欧洲各国。他为沈阳军区原司令员李德生、王克将军，著名表演艺术家郁钧剑、黄宏、句号、王刚、杨少华，国家级非物质文化遗产项目"辽菜传统烹饪技艺"传承人刘敬贤等社会知名人士做过保健治疗。沈阳广播电台、沈阳电视台、《沈阳晚报》等曾多次报道张德全医师的优秀事迹。

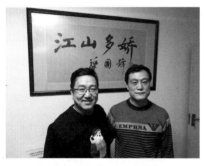

图6-6　张德全与句号的合影

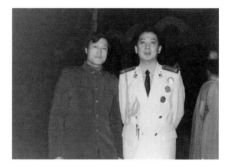

图6-7　张德全与郁钧剑的合影

张德金，张懋祺次子，第二代传承人之一。张德金1963年6月生于辽宁省沈阳市。他自幼随父学习张懋祺中医整复点穴骨盆复位疗法，曾在辽宁省退协中医整复点穴研究所等单位工作。通过多年的医疗工作实践，他积累了丰富的临床经验。他多次应邀访问日本、泰国等国家和中国香港地区，进行学术交流。

张崇祥，张懋祺长孙，第三代传承人之一。张崇祥1985年3月生于辽宁省沈阳市。他自幼随祖父和父亲学习张懋祺中医整复点穴骨盆复位疗法，曾在沈阳中兴中医门诊和沈阳抗风竤中医门诊工作。2015年2月，他经考核获得了人力资源和社会保障部教育培训中心颁发的康复理疗师资格证书。

四、技艺发展规划

申请非物质文化遗产的成功并不是该疗法的结束，而是其新的开始；因为更重要的是日后的传承发展与宣传推广，发挥其正能量。目前，张懋祺与其子孙已经开始筹建张懋祺中医整复点穴骨盆复位疗法研究所，并加强网络和自媒体的宣传力度，以便让更多的人了解中医文化，了解骨盆的重要性。未病先治，让每一个人都知道"骨盆不正，百病丛生"；让广大患者知道，面对腰脱、颈椎病时不是仅有手术或者介入术，还可以借助整复点穴骨盆复位疗法在无痛苦下得到治愈。在继承传统手法的同时，也要继续钻研骨盆疗法理论和创新思路，结合传统中医技艺和现代科技方法，更快速地解除广大患者的病痛。

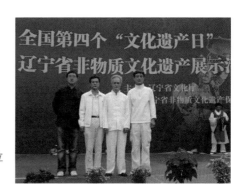

图6-8　在"文化遗产日"张懋祺与三位传承人合影

第二节　阎式中医推拿按摩法

中医推拿按摩法历史悠久。在古代，中医推拿按摩法起源于道教，是道士们在修炼过程中总结出来的保健养生方法。当时的道士们通过修炼感受到经络的运行，在劳动中发生损伤而感觉疼痛时，就本能地用手去按摩痛处，循经按摩就会感到疼痛减轻或消失。这样，经过长期实践后，古人认识到推拿按摩法的作用很大，并将其逐步确立为成熟的医疗手段，发展到现在形成了中医推拿按摩学科。推拿按摩属中医外治范畴，按摩师通过"内功手法"所产生的外力，在患者身体特定的部位或穴位上按摩做功。这是按摩师根据患者的具体病情，运用不同手法和技巧所做的有用功，它可以起到纠正解剖位置的作用。这种功也可以转换成各种能量，并渗透到人体，改变系统机能，统调五脏，积聚能量，剥离粘连，剥筋活血，达到治疗的效果。

一、阎式中医推拿按摩法特点

阎式中医推拿按摩法主要以"180°足底按摩""360°颈部按摩""整体脊柱推拿按摩"为主。按照其经络学原理，对颈部按摩能疏导联通头部的所有经络。足底按摩能较全面地诊断和治疗多种疾病，为患者解除病痛之苦。阎式中医推拿按摩一次能使患者得到被动的整体气血循行，相当于被动地练了一次功一样。这种独具特色、自成一家的治疗方法，不依赖任何药物，疗效快、效果佳，是纯粹的绿色疗法。如今，阎式中医推拿按摩法传承人运用现代中医理念，形成了更具特色、独具一格的推拿按摩技法，治愈了无数患者，是按摩领域很有特点的手法。阎氏独创的按摩棒，是根据阎式中医推拿按摩的独特手法不断改进创新而设计出的自家独特的按摩工具，运用自如，很有原创性和实用性，在按摩过程中起到了助力和渗透的作用。阎氏自家配制的按摩油，由多味中药和麻油冷浸与纯蜂蜡熬制而成，不仅有润滑作用，还有活血化瘀、舒筋通络、消肿止痛的作用。它是膏药配方转化合成的，对皮肤没有任何刺激，因而也是阎式中医推拿按摩的独特按摩润滑油。

二、阎式中医推拿按摩法历史传承

阎式中医推拿按摩法的创始人阎守清，生于清光绪十八年（1892），祖居辽宁。他自幼学习中医，能熟练运用针灸、按摩、推拿医术。由于医术高明、技艺超群，他20多岁时就可以独立行医。他行医多年，为周围地区群众医治了许多疾病，深受广大患者的认可和爱戴。中华人民共和国成立后，阎氏家族辗转迁至吉林省通榆县（原黑龙江省开通县）。阎氏后代曾迁居黑龙江齐齐哈尔，后定居大庆。阎守清将精湛的医术传给了其子阎柏林（第二代传承人）。阎柏林因受父亲的言传身教，博学广进，通晓了中医推拿、针灸、按摩等疗法。阎柏林曾任齐齐哈尔市卫生局科员、防疫队长、卫生队长，齐齐哈尔市第三人民医院院长、中医医师。

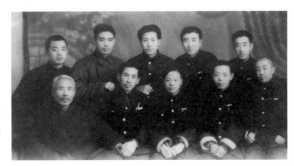

图6-9 1950年11月，黑龙江省开通县卫生工作者协会全体执行委员合影（前排左一为阎守清）

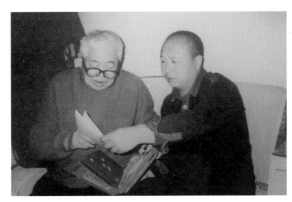

图6-10 阎柏林（第二代传承人）在为阎波（第三代传承人）传授技艺

三、阎式中医推拿按摩法当代传承

阎波，字楚知，阎式中医推拿按摩法的第三代传承人，1968年生于河北省秦皇岛市。他被认定为黑龙江省第四批省级非物质文化遗产项目"阎式中医推拿按摩法"的当代传承人。由于受家族的真传实教，加之本人聪慧好学，阎波继承了祖传推拿按摩的技艺专长，并融会贯通多家之长。他曾师从施今墨的弟子周燕麟学习中医，又在中国气功科学研究会功理功法委员会主任张殿同门下学习气功、针灸、按摩。他跟诊多年，积累了很多临床经验。随着全社会健康意识的增强，大家对绿色治疗及康复有了越来越高的认识和要求。人们追求不打针、不吃药就能得到健康的理念，寻求更好、更绿色的治疗和康复方法。2000年，阎波开办了一家运用阎式中医推拿按摩法为患者诊治疾病的诊所，解除了患者的疾病和痛苦，受到了群众的信赖和认可。因此，经过口碑相传，阎式中医推拿按摩法在黑龙江大庆地区备受群众的

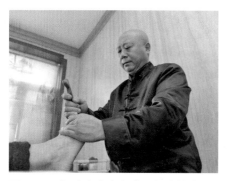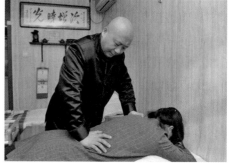

图6-11　阎波在为患者进行推拿按摩

欢迎，患者络绎不绝，就连周边市、县以至国内其他地区的患者都慕名而来。阎波多年来在为患者推拿按摩过程中，潜心摸索、探讨和实践，不断提升技艺。阎式中医推拿按摩手法独特，已先后治愈许多疑难杂症患者。他的按摩法对各种心脏病（包括病毒性心肌炎）、肝脏血管瘤、肝囊疾病、眩晕症、化疗综合症、女人寒凉导致的各种疾病、顽固性头疼、抑郁症、失眠等都疗效显著，能迅速解除各种疲劳、壮元补虚。此外，阎式中医推拿按摩法在中西医未涉及的领域有突破性应用，例如，术后综合症及化疗综合症等会给病人带来极大的痛苦，现场施用阎式特殊按摩法能立刻缓解或解除患者的痛苦，大大提高了患者的生活质量。

　　为了让更多人学到阎式中医推拿按摩法，使推拿按摩手法发扬光大，阎波从2000年开始收徒，传授中医推拿按摩技艺。其众多徒弟中，较有成就的如刘杰、黄敏、杨荣、杨兴凤、阎玉阁等，都已能独立诊治患者，为患者解除病痛之苦。他们还在不断地学习和探索，完善和提高。

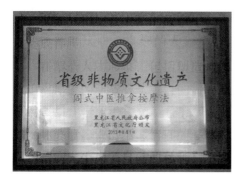

图6-12　省级非物质文化遗产项目
阎式中医推拿按摩法牌匾

第三节　"耿一针"中医针灸①

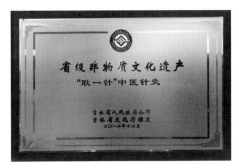

2016年，长春市百年老字号"耿一针"中医针灸，因其独特性及对历史的贡献和价值，被列入《吉林省第四批省级非物质文化遗产名录》。"耿一针"的名号由耿氏后人共同享用，"耿一针"针灸技艺及医德医风也由"耿一针"的后人们永续传承。

图6-13　省级非物质文化遗产牌匾

一、耿氏中医特点

（一）幼承庭训，博采众长

耿氏中医第四代传承人耿忠，第五代传承人耿云程，以及第六代传承人耿德光、朱桂珍，都是从小就跟自己的父亲习岐黄之术。1934年出生的朱桂珍和1954年出生的耿德光，年纪相差20岁。他们都很清晰地记得自己小时候背过的书——《玉龙歌》（扁鹊）、《马丹阳十二穴》、《针灸大成》（明代杨继洲）、《中国针灸学》、《脉学》、《药性歌括四百味》（明代龚廷贤）、《汤头歌诀》（清代汪昂）等。

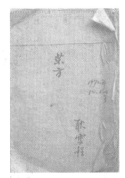

图6-14　耿云程编写的《药方》

（二）传统古法与创新并举

耿氏中医针灸治病，博采众长。在治疗五脏六腑与十二经病症时，多利用五输穴来治疗。五输穴是人体十二经脉气出入的所在，因此具有主治五脏六腑静

① 本节内容由传记文学《传世中医耿一针》的作者吴湘琴女士提供。

脉病变的作用。通常，病在五脏时，取井穴；病在面色显现时，取荥穴；病情时轻时重时，取输穴；病情影响到声音发生变化时，取井穴；病在胃腑及饮食所伤时，取合穴。

除取穴依五行生克关系取用本经或他经穴位之外，耿氏中医遵循古法，特别注重针刺补泻的应用。根据《难经》"虚者补其母，实者泻其子，当先补之，然后泻之"的理论，运用子母补泻取穴法，将井、荥、输、经、合五输穴按照五行相生次序，分属木、火、土、金、水，又依"生我者为母、我生者为子"，据病情的虚实，用补母或泻子的取穴方法来治疗疾病。

在针灸临床上，结合五输穴的气血流注和经脉往来顺逆，主要采用本经五输穴子母补泻法、异经五输穴子母补泻法、泻南补北法和井穴补泻法等。

临床上，耿氏中医多结合徐疾、捻转、提插、补泻手法来施术，也不全然拘泥于五行生克、补母泻实的方案。重要的是根据穴位主治与病症的关系，依据经验具体施术。经验则完全靠积累、感悟和实践。

耿氏中医几代人的一个共同特点是，不仅具有深厚的中医理论基础，而且能够刻苦研究。尤其是第六代传人耿德光、朱桂珍，第七代传人吕晔等，注重与时俱进，坚持中西医理论兼学并用的原则，在中西医结合治疗疾病的探索上取得了佳绩，造福一方百姓。

二、"耿一针"中医针灸起源

"耿一针"的名号来源于耿氏中医传承人耿忠。耿忠，字莐臣，祖籍山东文登，清咸丰二年（1852）生于老长春平治街（旧法院后胡同）的一户行医人家，是耿氏中医第四代传人。传说，其先祖曾在皇宫当过御医（1994年《美洲时报》、1995年《世界日报》均有介绍）。耿忠历经清朝末年、民国年间，以针灸治疗疑难疾病誉满长春。

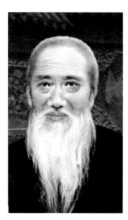

图6-15 "耿一针"中医针灸创始人耿忠

耿忠从8岁起就跟随父亲学习岐黄之术，14岁便开始行医。他的针灸技艺精湛，常常一针下去就能治好顽疾，因此被长春的百姓亲切地称为"耿一针"。"耿一针"的名号即来源于此，并广为流传。耿忠针灸最独特的地方是，行针时将中国的武术和气功融为一体，使疗效愈加显著。清宣统三年

（1911），时任长春府地方审判厅厅长（两年后任长春县首任知事）的苏鼎铭向耿忠题赠一块木制匾额（上刻"神乎技矣"），并亲自带人敲锣打鼓地上门，将匾额挂在了耿家的大门上。苏鼎铭之所以送匾，是因为耿忠用针灸的方式将苏家一位病重将死的大伯救活了。

这块匾额距今已有100余年的历史，现被耿家收藏。虽然其历经风雨，已经破旧老化，且在"文革"时被红卫兵劈成两段，但上面的字迹还很清楚。

"耿一针"（耿忠）一生行医76年，1945年去世，享年93岁。据一位84岁的刘老先生回忆，耿忠出殡的时候，长春市大马路上为他送行的队伍足有百米来长，其中多数是他治愈的患者或患者的家属。

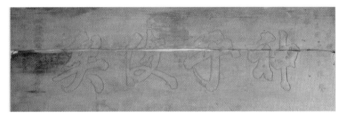

图6-16 1911年苏鼎铭赠送给耿忠的匾额

三、"耿一针"中医针灸传承

（一）"耿一针"第五代传人耿云程

耿云程，1896年出生在长春，幼年时读过私塾，少年时读过私立学校及教会学校。他从小学习《黄帝内经》《针灸大成》等和针灸医术，17岁开始随父行医。1927—1928年，他受到北洋军阀张宗昌的关照，做过威海卫电报局局长。其间，他为张宗昌的母亲及诸多同事看病，被称为"看病局长"。1936年，耿云程在长春东三道街创办了云程诊疗所。1939年，云程诊疗所搬迁到西四道街南街胡同，为百姓民众解除病痛做了大量工作，受到了普遍赞誉。解放后，耿云

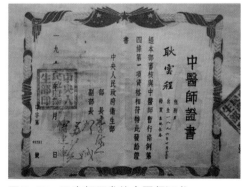

图6-17 卫生部颁发的中医师证书

程积极投身救死扶伤、宣传卫生知识、防病治病等工作中。这期间，耿云程
成为东北卫生工作者协会的会员。

1952年，耿云程被长春市人民医院聘为中医针灸医生。同年6月，他免
试获得了中华人民共和国首批中医师证书。

1953年，耿云程作为祖传私营诊所的中医师，响应政府的号召，联合著
名老中医柳昆、"彰氏针灸"彰老（外号"彰二爷"，名字不详）、妹妹耿静
士、女婿刘宪文等9位针灸师，创办了长春市第一区针灸联合诊疗所。其诊
所牌匾上的"针灸联合诊疗所"7个大字，就是工匠照着耿云程的亲笔题字
刻写而成的。

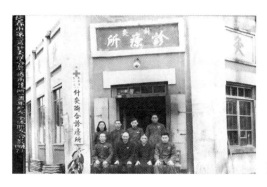

图6-18 长春市第一区针灸联合诊疗所

1956年，耿云程调任吉林省人民医院针灸医生。1964年，他退休回到家
中开办诊所。他曾当选为吉林省政协委员和长春市政协委员。1979年，耿云
程逝世，享年83岁，他一生行医66年。

耿云程深得其父真传，针灸技术娴熟。人们对他治疗疾病的评价可以概
括为：辨证准确，选穴精当，用针少，疗效好（见《长春市志·卫生篇》）。
20世纪50—60年代，他为众多患者（包括许多领导和名人）解除了各种病
痛，在长春地区享有极高的名望。1956年，长春地质学院院长、著名地质学
家喻德渊因患脑溢血住院，朱德同志急切地致电问候，并指派吉林省副省长
徐寿轩同志担任抢救组组长。这时，耿云程也应邀参加抢救喻德渊的工作。
抢救工作刚开始，很多医生就不断地摇头；但耿云程向徐副省长及身边的医
务人员"打保票"："我有办法治好他！"经过耿云程的精心针灸治疗，喻德
渊终于化险为夷，并很快康复。其间，耿云程两次接到朱德同志的电话慰
问。20世纪60—70年代，耿云程为吉林省内外的领导及名人诊疗疾病不计

其数。

　　耿云程针灸手法的特点是："执笔持针，选好腧穴，快速进针，针感奇显。三进九六，左补右泻，男女有别，置针不动，待气候针沉。"耿云程的针灸在主治癫痫、面瘫、三叉神经痛、带状疱疹、斑秃、神经衰弱等方面颇有奇效，在治疗神经性头痛、顽固性呃逆、烧烫伤、心脑血管疾病等方面都有奇招。为了治疗疑难杂症，他整理了祖传的针灸秘籍和成药秘方。神奇的针灸手法辅以恰到好处的中医中药，对治疗上述疾病有极佳的疗效。

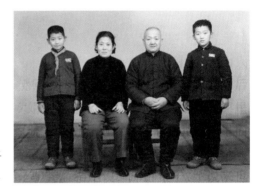

图6-19　1964年，耿云程夫妇与儿子耿德光（右一）、耿德荣（左一）的合影

（二）"耿一针"第六代传人耿德光及其后人

　　耿德光，1954年出生在长春。他是耿云程58岁时与第三任夫人关玉琴所

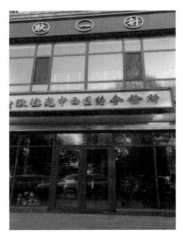

图6-20　耿德光在长春的诊所

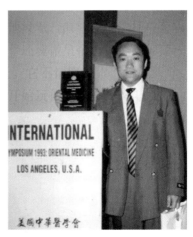

图6-21　耿德光获奖照片

生。他只有一个弟弟耿德荣，未从医。12岁时，他跟随父亲学习中医针灸。

在"文革"时期，耿德光也不曾停止过学习中医。1967年，13岁的他第一次给患者针灸治病。当时，父亲耿云程处于被审查中，不能给人看病。住在四道街的邻居徐景清患了荨麻疹，非常严重。徐景清被母亲领到耿家的时候正是午后。他们母子见耿家大人都不在，说了一会儿话，就要转身回去。就在这时，年仅13岁的耿德光主动要求用针灸给徐景清治疗。经过病人及其家属的同意，耿德光不慌不忙地拿起针，稳稳地向徐景清的身上扎进去。徐景清母子屏住气息，看着13岁的耿德光熟练地扎针、起针。在耿德光连扎两次后，徐景清的病竟奇迹般地好转了。这是少年耿德光难得的冒险经历，也是耿德光坚定地迈出行医之路的漂亮的第一步。当然，这也彰显了耿氏中医世家祖传医术的无穷魅力。

20世纪80年代，耿德光成功地用针灸方法治愈了国内外数十例少儿癫痫病，并解决了当今医学上尚无方法可寻的多种医学难题，因而声名鹊起。90年代初，他以访问学者身份先后到俄、美、韩、日等国家和东南亚地区进行关于中医针灸治疗癫痫病的学术交流。

1990年后，耿德光陆续整理并修复了祖父辈留下的医学资料、医用器材、药方笔记、医学书籍、医用挂图、匾额等，并把爷爷耿忠时期的"神乎技矣"牌匾复制下来郑重地挂在自己的诊所里。

在1993年美国国际中医药学术交流会上，耿德光做了《关于针灸治疗小儿癫痫》的学术报告，并获得了交流会金奖。

2000年，耿德光在第七届美国国际传统医学学术交流会暨优秀论文评奖会上再次获优秀奖。同年12月13日，他考取了美国加利福尼亚州的中医师执照。2001年，他又获全美中医针灸师执照及中药师执照，并被聘为美国南加州大学药学院等的客座教授、研究员。他的患者遍布美国、日本、韩国、新加坡等国家和中国台湾地区。

耿德光不仅在治疗小儿脑瘫方面属国内一流，而且在针灸治疗心血管疾病、肾病等多种疑难杂症方面均有建树。

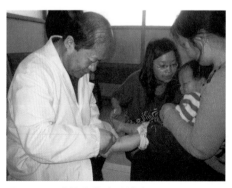

图6-22　耿德光为患儿诊病

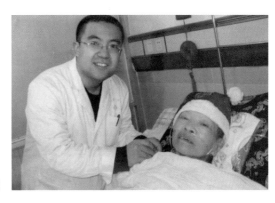

图6-23　"耿一针"第七代传人耿然

　　许多患者、朋友都劝耿德光到北京开医院，但他觉得"耿一针"的根在长春，他离不开长春。耿德光现正在培养并率领"耿一针"国内第七代传人耿然、耿迪、耿源骏等，用尖端的医术报效家乡父老。

　　现今，耿然、耿迪这两个受过正规大学医学教育的耿氏后人都已经走上了医师岗位。耿德光之子耿然在父亲身边研习工作；耿德荣的长子耿迪在长春市中医院任主治医师，次子耿源骏尚在学习中。

（三）"耿一针"海外传人朱桂珍及其子女

1."女神医"朱桂珍

　　朱桂珍，1934年生于长春，是"耿一针"耿忠的外孙女。耿忠1945年去世后，朱桂珍将耿忠留下的一本医书保存至今。她曾任长春光机研究所医院门诊部中医师。20世纪90年代初，她在深圳开办了深吉医学门诊部；90年代末，她赴美国行医至今。

2."神指"吕晔

　　"耿一针"海外第七代传人吕晔、吕旭、吕明、吕昕等是朱桂珍的子女，他们在美国各州均被称为中医名家。尤其是吕晔，经常为美国、新加坡和中国台湾的政要们诊病治疗。台湾两岸共同市场基金会荣誉董事长萧万长、台湾经济学家李国鼎、台塑集团创始人王永庆等都是她忠实的患者。她双手同时把脉，双手同时扎针，诊病精准，通常针到病除，被称为"神指"吕晔。

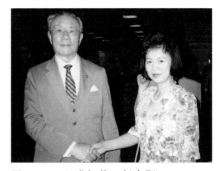

图6-24　吕晔与萧万长合影

　　吕晔传承并发展了"耿一针"祖传的辨诊方式。她诊病总是左右手同时把脉。中医有28部脉，吕晔可以细辨近百种脉象。她的双手六指能同时接收六种不同的信息，并能通过对这些信息的分析比照，了解患者的整体状况。她一般不需要患者先说出病情，而是让有感觉的脉象娓娓道来，切实告诉患者其哪里在痛，是否失眠，胆固醇与血压是高是低，心脏是否有疾患等。有时，她还会说出患者的病情细节，令患者及其亲友心悦诚服。她不仅向患者求证，而且在诊断精准的前提下，再建议患者做必要的检查（比如照 X 光、验血验尿、做心电图、做肝功能检查等），而她又能比较准确地预告检查后的结果。这是吕晔独特的诊脉方式，体现着她惊人的自信。大多数患者都称赞吕晔比仪器检测还灵。许多陪同患者前来诊病的亲友，尤其是其中的医务人员或政要、科学家等，原本想带病人诊脉后就走的，但被吕晔洞察肺腑、道出宿疾后，自己也转而求诊了。

　　人们都十分佩服吕晔手感细腻、灵敏。吕晔解释道："中医的脉理原本奥妙，血脉无微不至，带有全身信息。我只是凭多年的经验和方法，能辨别出来。"

　　吕晔对每个患者都有不同的整体配穴方案，或补或泻，针术运用如入仙境。她凭借捏针的手指就能感觉出患者针感的酸麻胀肿。而吕晔的患者们则说，吕大夫一下针，立刻就有一股电流刺激穴位的感觉。

　　吕晔在美国洛杉矶、中国台湾及东南亚一些国家和地区的盛名，完全建立在她诊病准确、疗效确切上。远道而来的患者大多患有疑难重症，早已遍求过各类名医，试用过许多医疗方法。他们发现吕晔的针灸和用药见效，常"赖着不走"，要求进行巩固性治疗及保健。

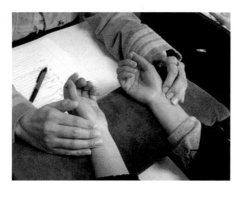

图6-25　吕晔为患者诊脉

第四节 应氏奇穴埋线疗法[1]

一、应氏奇穴埋线疗法特点

应氏奇穴埋线疗法是中医针灸的一种延伸和发展，是融汇几千年中医针灸经验和百年埋线疗法经验的精华而形成的一种综合疗法。它是一种四位一体的中医综合疗法，主要包括：外治法（穴位埋线、穴位注射、耳穴、足部按压等）、内服中药（系列中药方剂有散剂、丸剂、颗粒剂、汤剂、膏方），以及食疗、心理疏导等。应氏奇穴埋线疗法中的奇穴埋线是一种改良式针灸，也可称为长效针灸。奇穴埋线是采用特制的一次性医疗器

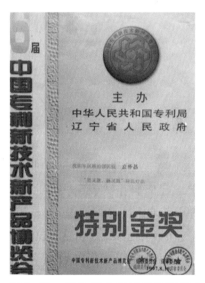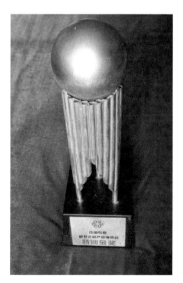

图6-26 应氏奇穴埋线疗法获第六届中国专利新技术新产品博览会特别金奖

---

[1] 本节内容由吉林省省级非物质文化遗产项目"应氏奇穴埋线疗法"传承人应达时博士提供。

具，将人体可吸收的植物蛋白线植入相应的穴位，长久地刺激经穴和奇穴、健脾益气、疏通经络、调和阴阳，从而调整植物神经和内分泌，以达到祛病保健的一种内病外治疗法。埋线一次相当于针刺数十次，疗效持久，省时方便。

应氏奇穴埋线疗法的适应证比较广泛。它对于某些慢性病、疑难病（如胃肠顽症、失眠、肥胖等）具有速效、长效、特效的优势，经得起实践检验，治疗次数少，患者痛苦小。

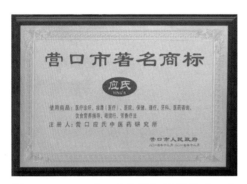

图6-27　2014年，"应氏"被评为营口市著名商标

经百年传承，应氏中医已成为国内较有影响力的中医机构，并取得了一定的荣誉。应氏中医全体医务人员长年专注于胃肠病、肥胖症的研究和临床，发表专著1部及学术论文多篇。1997年，应氏奇穴埋线疗法获第六届中国专利新技术新产品博览会特别金奖。2005年，"应氏"成为国家工商行政管理总局批准的商标。2014年，应氏奇穴埋线疗法入选国家中医药管理局的"中医药传统知识保护技术研究"项目。几十年临床实践表明，应氏奇穴埋线疗法治疗慢性胃肠病、肥胖症疗效高，尤其可治愈萎缩性胃炎（肠化、增生）、溃疡性结肠炎、肥胖症，攻克了医学界的一大难题。2014年，具有百余年传承历史的"应氏"被评为辽宁省营口市著名商标。2016年，应氏奇穴埋线疗法入选《吉林省第四批省级非物质文化遗产名录》。

二、应氏奇穴埋线疗法起源

应氏奇穴埋线疗法起源于1900年，历经五代百余年传承。

针灸是我国古代劳动人民创造的一种独特的医疗方法，有着悠久的历史。早在新石器时代，人们就用砭石砭刺人体的某一部位治疗疾病。《山海经》中的"有石如玉，可以为针"，正是关于石针的早期记载。2000多年来，针灸技艺一直广泛流传于中华大地，并传播到了世界各地。应氏奇穴埋线疗法是在针灸的基础上研创而生的。应氏家族发现了10多个治疗脾病、胃

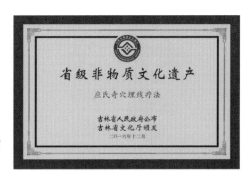

图6-28　应氏奇穴埋线疗法被评为吉林省
省级非物质文化遗产项目

病的奇穴，再利用现代技术不断改进穴位埋线工具，用特制的埋线针具把植物蛋白埋入穴位之中，长久刺激穴位，疏通经络、调和阴阳，埋线一次相当于针刺数十次，不仅疗效持久，而且省时方便。这种疗法使古老的针灸技艺得到了升华。

三、应氏奇穴埋线疗法传承

表6-1　　　　　　　　应氏奇穴埋线疗法传承谱系

代别	传承人	生卒年	性别	籍贯	传承关系
第一代	应鸣庚	1870—1953	男	浙江金华	嫡传
第二代	应树长	1896—1976	男	辽宁辽阳	嫡传
第三代	应伟昌	1937—	男	吉林长春	嫡传
第四代	应达时 应杰 应巧儿	1969— 1967— 1972—	男 男 女	吉林长春	嫡传 嫡传 嫡传
第五代	应京晶 等5人	1989—	女	吉林长春	嫡传及师承

应氏家族祖籍浙江，历时久远。有据可查，应氏中医可追溯到上五代宗祖应鸣庚（1870—1953）。应鸣庚自幼跟随浙江衢州针灸名医杨继洲的传人学习针灸，熟读《黄帝内经》《针灸大成》等。清光绪年间，江南流行脾胃病，应鸣庚采用针灸结合方药，治愈了众多患者，解决了百姓的疾患。应鸣庚发现，很多胃病患者在上脘右旁开一寸有压痛感；而针刺此处，胃痛可得到缓解。经多年实践，他将此穴定为胃痛穴，从此开创了奇穴针灸的先河。

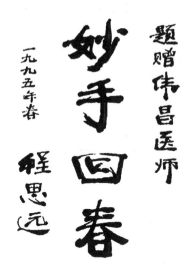

题赠伟昌医师

妙手回春

一九九五年春

程思远

图6-29　1995年,全国人大常委会副委员长程思远在北京为应氏中医第三代传人应伟昌题词

应鸣庚采用的治胃方药,有理气止痛、补脾益气等功效,取名为胃灵散;同时,将治疗泄泻的方药取名为肠灵散。

应氏中医第二代传承人应树长,子承父业,苦读经典,先后在辽宁、吉林行医。应树长终生致力于脾胃病的治疗,独攻奇穴。除父辈已发现的奇穴外,他又发现了10多个奇穴;并对胃灵散做进一步改进,以适应北方患者症候。这种奇穴针灸和方药结合的方法,对于胃脘痛、泄泻、便秘治疗,疗效颇佳。

应氏中医第三代传承人应伟昌为振兴应氏中医,在奇穴针灸的基础上,发明了奇穴埋线疗法。应伟昌医术精湛,用穴位埋线代替针灸,整理并总结了10多个奇穴的定位、功能、主治等,为创立应氏奇穴埋线疗法的理论体系奠定了基础。应伟昌每于临症,得心应手,屡获殊荣。1995年春,时任全国人大常委会副委员长程思远曾为应伟昌题词"妙手回春"。应伟昌也曾去美国、马来西亚、新加坡等国传播应氏奇穴埋线疗法。

应氏中医第四代传承人应达时,中医学博士,主任医师,现任吉林省长春市应氏中医门诊部主任。应达时继承了应氏祖传的医术,从事中医临床及脾胃病研究。应达时从小就研读了《黄帝内经》等大量的历代医史典籍,并获得了祖辈的教诲和悉心真传,不断充实和完善祖辈家传的医术、方药,重点钻研脾胃病治疗。同时他改进了埋线工具,采用更加安全的植物蛋白线,用应氏独特的理念和技术致力于守护广大人民的健康。

习医从医30年来,应达时并未守着家族医方秘而不宣,而是在全国多个城市设立了应氏中医门诊或定点医院,建立"非遗"传承基地。2017年,应达时当选为吉林省中医药学会肝脾胃病专业委员会常务委员;被北京京西中医药发展商会聘为副会长,为应氏中医落户北京打下了坚实的基础。2018年5月,应北京鸿博集团的邀请,应氏奇穴埋线疗法正式落户北京,在北京潭柘仁寿中医医院建立了"非遗"传承基地。2018年11月,杭州应氏奇穴埋线疗法"非遗"传承基地落户浙江中医药大学第二门诊部名医馆。

四、应氏奇穴埋线疗法当代传人

应氏家族从应达时的曾祖父一辈开始行医。清光绪二十六年（1900），古城临安肠胃病泛滥，而立之年的应鸣庚探索用针灸和方药结合的方法治疗肠胃病，30多岁就享誉江南，应氏悬壶济世的中医生涯也由此开始发扬光大。如今，在吉林省长春市一幢现代风格的临街门市门前，"应氏中医"这块历经岁月洗礼的匾额显得格外深远而古朴。

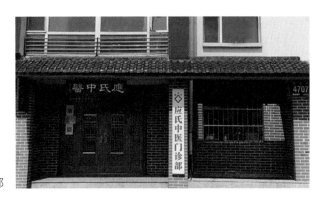

图6-30　应氏中医门诊部

（一）应氏中医第三代传承人应伟昌

应伟昌教授刚过八十大寿。他行医一生，足迹遍布大半个中国。他在过去交通不便的年代里，北至黑龙江、内蒙古，西至四川，南至海南，把应氏奇穴埋线疗法传播到了大江南北。多年来，应伟昌教授为了传播中医文化，先后到美国、泰国、马来西亚、新加坡等地参加学术交流活动，使应氏奇穴埋线疗法走出国门。

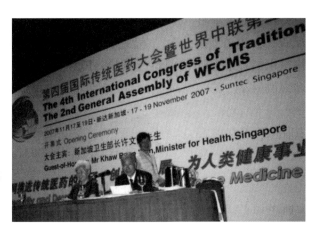

图6-31　2007年，应氏第三代传人应伟昌（右一）出席国际会议

（二）应氏中医第四代传承人

应杰是应氏中医嫡系传人，自幼承教于祖父，颇得家族医学真传。他在燕京函授医学院毕业后，取得国家执业医师资格。应杰重视整体辨症诊治。从医30余年来，他秉承家技，精研脾胃，结合现代医学，使之发扬光大。应杰擅长用中医药治疗疑难杂症，以疗效好、副作用小、复发率低而名闻遐迩。全国各地的患者络绎不绝，并有美国、日本、新加坡、瑞士等国的病人前来求医问药。

同为应氏中医嫡系传人的应巧儿，尊祖训，行医道，6岁开蒙学医。她先后在多家医院学习、工作，接受过全方位的临床医学、传统中医学、中西医结合学、营养学、健康管理学等教育，受到良好的专业医技培养，在中医学、临床医学、康复理疗学、健康管理学等领域具有扎实的理论基础、丰富的实践经验、较强的实际操作和研究分析能力，对"中医刺络疗法""三部六病学说"的研究造诣颇深，发表了2篇相关学术论文。应巧儿旁纳李东垣重视脾胃、朱丹溪喜用养阴之法，结合叶天士养阴益胃之法，博采诸家众长，立足以脾胃为本，独成治疗脾胃疾病重养阴益脾之特色。她应用此方法指导临床各科辨症诊治，总结出运用奇穴埋线疗法治疗脾胃疑难杂病的经验。

应达时目前兼任中国非物质文化遗产保护协会职业教育专业委员会理事、吉林省非物质文化遗产保护协会常务理事、中国医疗保健国际交流促进会消化病学分会委员、中国民主同盟吉林省卫生委员会副主任委员、中国民族医药学会推拿分会理事、吉林省预防医学会自然医学分会副主任委员、吉林省监察厅特邀监察员。出身于中医世家，启蒙教材是《汤头歌》《药性歌括四百味》的应达时，从小便展现了读书的天分。由于中学时物理成绩最突出，他高考时填报了物理专业，并以优异成绩考取了重点大学物理系，获工

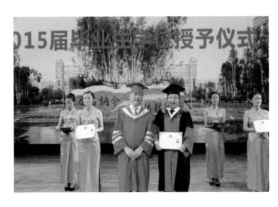

图6-32　长春中医药大学校长宋柏林
向应达时颁发博士学位证书

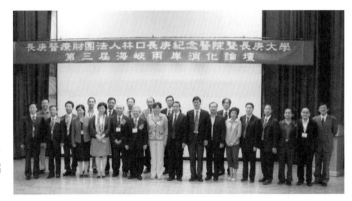

图6-33　2011年，应达时参加第三届海峡两岸消化论坛

学硕士学位。但是应达时从未忘记过家族对中医的执念，也从未放弃过对中医学的研读。升入大学伊始，应达时就开始了漫漫的中医求学之路。他将所有的课余时间都用来学习中医，大一寒假时便开始师从浙江中医药大学的朱鹏飞教授，系统学习中医中药知识。最终他决定继承祖业，转而攻读医学，直至取得中医内科学的博士学位。

应达时曾在北京、武汉、广州、哈尔滨、沈阳、杭州、大庆、牡丹江、营口等地出诊，并多次参加国内外学术会议；曾发表《胃灵散配合应氏穴位埋线治疗慢性萎缩性胃炎100例疗效观察》《肠灵散配合穴位埋线治疗溃疡性结肠炎100例临床研究》等多篇论文，参与撰写著作《脾胃病的防治与应氏埋线疗法》。2011年10月，应达时受第三届海峡两岸消化论坛组委会的邀请，在高雄、台北等地的三家大医院作学术交流，与会的海峡两岸暨香港、澳门的专家对应氏疗法治疗慢性胃肠病给予了很高的评价。

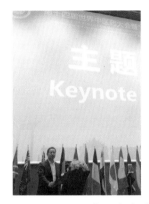
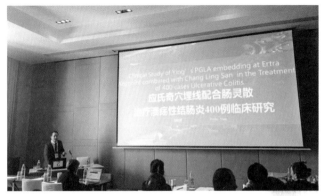

图6-34　2017年，应达时在第十四届世界中医药大会上发表主题演讲并做学术交流

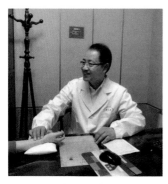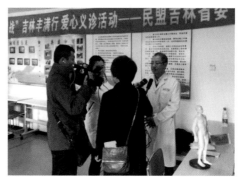

图6-35　应达时走进社区为市民义诊并免费送药

2017年10月，应达时教授参加了在泰国曼谷举办的第十四届世界中医药大会，发表了主题演讲，并做学术交流。

近年来，应达时为中医传承呕心沥血，多方奔波，治愈患者数万人。他曾医治过一名修姓的溃疡性结肠炎患者。当时，该患者已经历了漫长的求医之路，但病情始终未得到控制。几年下来，其医疗费高达10余万元。非但病未愈，还全身无力，体质明显下降。这时，恰逢应达时巡诊，该患者抱着试试看的态度来到应氏中医门诊。应达时为他辨证做过检查后，肯定地说这病能治好。患者重新燃起了希望之火，当天就接受了治疗——埋了药线，并带回了相应的口服中药。几个月后的复查表明：患者的溃疡性结肠炎消失了，身体完全康复。如今，该患者再未复发溃疡性结肠炎，他也成了应氏中医的义务宣传员。

还有一名何老先生，2000年时被查出患有食道炎、萎缩性胃炎。他经常胃胀、打嗝，排气多，服用很多中西药仍不见效。应达时给患者穴位埋线，让他口服中成药。一个月后，患者的胃胀、打嗝症状明显减轻；六个月后，症状皆无，通过胃镜复查，萎缩性胃炎伴肠化全部消失。

应达时常年致力于中医药系列公益活动，在长春的公园为200多名市民进行义诊，在吉林

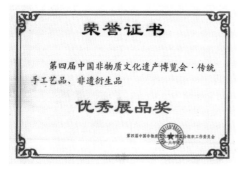

图6-36　应氏中医获第四届中国非物质文化遗产博览会优秀展品奖

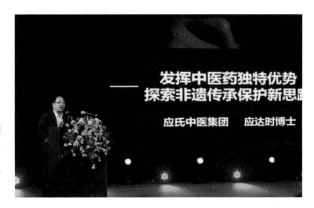

图6-37　2018年，应达时参加世界中医药学会联合会首届非物质文化遗产高峰论坛并发表主题演讲

市丰满区为100多名市民义诊，并免费送药价值1万余元。

2017年11月，应氏中医参加第四届中国非物质文化遗产博览会，获得优秀展品奖。应达时还当选为中国非物质文化遗产保护协会非物质文化遗产职业教育专业委员会委员。2017年4月，应氏中医代表长春市文化广电新闻出版局参加了在浙江义乌举办的第十二届中国（义乌）文交会。来自科威特、新西兰等10多个国家的客商对应氏中医表现出了浓厚的兴趣，要求合作。

2018年6月，世界中医药学会联合会首届非物质文化遗产高峰论坛在北京开幕，来自中国、意大利、加蓬等国家和地区的200名专家学者出席了会议。应达时作为京西中医药发展商会副会长参加会议并做了主题演讲。

自1900年起，应氏中医把中医针灸这一古老而神奇的技术发扬光大，经百余年传承，已成为国内较有影响力的中医机构，并获得了一定的荣誉。其传承人多次接受媒体采访。

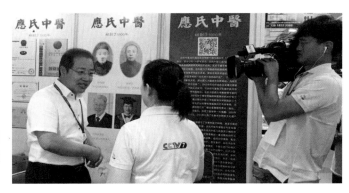

图6-38　应达时接受中央电视台第七频道记者采访

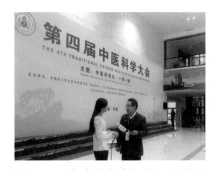 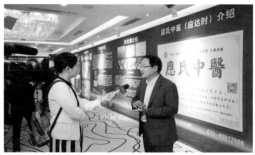

图6-39　应达时在参加第四届中医　　图6-40　应达时接受北京电视台记者采访
科学大会时接受人民网记者采访

2018年，应达时被聘为吉林省非物质文化遗产保护协会理事。

（三）应氏中医第五代传承人

传统的中医推陈出新，形成格局，以连锁的方式进行推广；但是，中医连锁不同于企业连锁，一种疾病在南方和北方可能因病因、证候不同，用药也不同。应氏中医目前拥有由10余名主任医师和教授组成的专家团队，长年致力于胃肠病研究和临床实践。

目前已经确认，应氏中医第五代传承人有应京晶、姚东昀、王秀燕、金仲安、徐满红、姜应昊等。其中，主要传承人应京晶自幼喜爱中医，深得祖父应伟昌、父亲应杰、叔叔应达时的真传。应京晶本科毕业于辽宁中医药大学，曾在辽宁中医药大学附属医院、长春中医药大学附属医院等单位学习，师从国家级名老中医闫洪臣教授，现已成为独当一面的得力干将。王秀燕毕业于辽宁中医药大学，已传承应氏中医15年，目前是辽宁营口应氏中医的负责人。姜应昊6岁就开始背诵《汤头歌》，小小年纪一直在坚持学习中医。

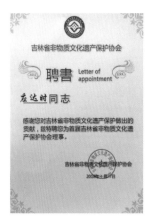

图6-41　应达时被聘为
吉林省非物质文化遗产保护
协会理事

应氏中医第五代传承人非常注重研究探索病症治疗的标准化，详细总结具有南北方差异的各种病因、各种证候的不同用药、治疗方法。同时，应氏中医也正在研发人工智能中医软件，为开辟中医连锁之路扫清障碍。

五、应氏奇穴埋线疗法发展

经过100多年的努力传承，应氏中医在胃肠诊疗上可谓独树一帜。不可否认的是，无论时代如何进步、社会如何发展，中医的传承特别是名医世家的传承，仍然有"不传之秘"需要自珍自护。

那么，如何在连锁经营过程中，让应氏中医既能造福更多的百姓，又不至于失去核心竞争力呢？应达时对此表示，应氏的中医连锁经营，主要通过以下四种手段来保护自身的知识产权：一是注册商标。2005年，"应氏"已取得国家注册商标；2018年5月，应氏中医所依托的应世堂公司获得八类"应世堂"国家注册商标。二是把应氏的疗法、医技层层上报，录入国家中医药管理局传统中医药保护名录。三是入选非物质文化遗产名录。应氏奇穴埋线疗法已入选长春市、吉林省非物质文化遗产名录，现正积极申报国家级"非遗"项目。四是多措并举，注重知识产权保护。

应达时认为，应氏奇穴埋线疗法作为一种传统的中医疗法，要想有更大的发展，就需要不断地开拓创新。为此，他们采取了一系列创新举措。

首先，把全国连锁模式引入"非遗"传承中。应氏中医曾在广州、武汉、内蒙古、广西、浙江、北京等50余个省区市推广应氏奇穴埋线疗法。其传承人曾去美国、新西兰、泰国、新加坡、马来西亚等国推广应氏奇穴埋线疗法。应氏脾胃派作为一个中医流派，传播范围如此之广，在中国实属罕见。

其次，传承精湛的"非遗"技艺。因受地域和文化的局限，应氏奇穴埋线疗法这一"非遗"项目发展不甚理想。文化和旅游部副部长项兆伦讲过，"非遗"不是文物，是生活。通过中国民主同盟"健康保胃战"，"非遗"进社区、进校园、进展会，用大数据、人工智能、VR等多样化的手段，营造良好的"非遗"生态环境。中医人工智能和大数据，可以和浙江大学、吉林大学、东北师范大学合作，开发中医人工智能系统，并用于临床；同时，通过文化创意、设计创意，对"非遗"手工艺重新定义和创造，开发更多的中医"非遗"衍生产品，如文创、人参鹿茸等，创造出更多更好的能进入百姓生活的产品及品牌，让"非遗"项目"活"起来。

第三，引进中医医生集团的概念。现在中医馆开了很多，但是好中医很少。名老中医一般年纪较大，精力有限。如何解决这一困境，可参考西医医生集团。比如国内第一家医生集团——张强医生集团，让最优秀的医生资源和好的医疗机构进行合作，为患者解除病痛。应氏中医第一个提出中医医生集团的概念。

第四，做科研，申请课题，做基础研究；发表学术论文，出版相关书籍。2018年10月，论文《应氏奇穴埋线配合肠灵散治疗溃疡性结肠炎》已在《长春中医药大学学报》上发表。"应氏奇穴埋线疗法治疗脾胃病的研究"已入选吉林省中医药管理局科技研究课题。

第五，秉承对中医药"非遗"保护应从教育入手的原则，积极推动"非遗"进校园，打造创新课程，丰富人才培养模式。应达时被聘为长春科技学院客座教授以来，先后为学生做了中国传统文化、中国文化史、民俗学等主题讲座，增强学生对中医的认同感，让学生了解"非遗"文化、设计文化、文创市场营销、相关法律法规等，了解中医"非遗"类的风格和流派，了解如何针对市场进行产品创新设计及电子商务等新兴商业模式，学会尊重和有效保护知识产权。在教学中，应达时还带领学生对传承医疗机构、"非遗"文创企业、"非遗"生产性保护基地、"非遗"相关文创市场等进行了专项考察。

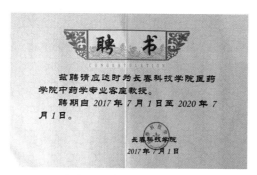

图6-42 应达时被聘为长春科技学院客座教授的聘书

第七章

东北民间传统药剂

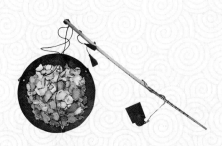

中医传统制剂是在汉族传统医药理论指导下，以中药为原料，加工制成的具有一定规格，可直接用于防病、治病的药品。最具代表性的传统剂型有丸、散、膏、丹。千百年来，中医传统制剂在历代医家的医疗实践中积累了丰富的经验，形成了独特的制剂技术，是汉族传统医学宝库中的重要组成部分。

远在夏禹时代，汉族劳动人民由酿酒而发现了酒的作用，并制成药酒，同时发现了曲剂。至商代，汤剂已被广泛应用。东汉时，对制药理论和制备方法已有认识，指出"药性有宜丸者，宜散者，宜水煎者，宜酒渍者，宜膏煎者，亦有一物兼宜者，亦有不可入汤酒者，并随药性，不得违越"，强调根据药性选择剂型。张仲景在汤、丸、散、膏、酒的基础上又创制了坐剂、导剂、洗剂、滴耳剂、糖浆剂及脏器制剂等10余种剂型，而且制备方法较完备，用法用量、适应证明确。晋代葛洪创造了利用药物本身的黏合力制丸，以及铅硬膏、蜡丸、浓缩丸、锭、条、灸等剂型。金元时代，发明了丸剂包衣。明代则有"朱砂为衣"的新工艺。明代李时珍是集大成者，总结了16世纪以前药物制剂的方法，记录了40余种药物剂型。

随着现代科学技术的进步，中药新剂型、新工艺、新技术不断涌现，丰富了中药制剂的剂型。但是，传统的制剂技术受到了前所未有的挑战和冲击，除汤剂仍然是中医临床首选剂型外，丸、散、膏仍被广泛使用，而有些传统剂型和技术已经失传或正在被淘汰。因此，有必要对其进行保护，以实现继承和发展。2006年5月20日，经国务院批准，中医传统制剂方法被列入《第一批国家级非物质文化遗产名录》。2007年6月5日，经文化部确定，中国中医科学院的颜正华和中国中药协会的张伯礼为该文化遗产项目代表性传承人，并被列入第一批国家级非物质文化遗产项目226名代表性传承人名单。

第一节 枇杷露传统制剂

枇杷露传统制剂是中国中医药文化发展的缩影，是中华民族宝贵的文化资源。它从民间诞生，因民众需要而存在，同时保存了最完整的制作技艺，对于传承和延续中国传统中医药文化在东北地区的生存、发展起到了很大的作用，具有重要的保护价值。2014年，中医传统制剂方法（枇杷露传统制剂）被评为国家级非物质文化遗产代表性项目，哈尔滨市康隆药业有限责任公司（以下简称康隆药业公司）为该项目保护单位，董事长穆滨先生为第五批国家级非物质文化遗产代表性传承人。

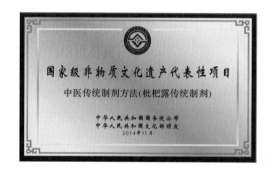

图7-1 中医传统制剂方法（枇杷露传统制剂）被确定为国家级非物质文化遗产代表性项目

随着时代的发展，枇杷露传统制剂已被制备成镇咳祛痰的中成药——强力枇杷露。康隆药业公司又根据市场需求的变化，投入大量的研发力量，将枇杷露传统制剂成果转化为深受广大消费者喜爱和认可的无糖型强力枇杷露，极大地满足了广大糖尿病患者的需求。

一、枇杷露传统制剂特点

哈尔滨地区因为独特的地理环境，咳嗽、哮喘病人极多，因此成为枇杷露传统制剂的主要发展地。枇杷露传统制剂处方来源于民间验方止咳枇杷汤，其处方由枇杷叶、百部、白前、桔梗、桑白皮和薄荷组成。据祖国医学文献记载，桑白皮辛甘性寒，善入肺中气分，泻火利水，除痰泄气，治肺气热盛、咳喘等。白前味苦微寒，功专下气，火盛痰结，治咳嗽呕逆。百部甘苦微温，能治寒嗽、泄肺热。桔梗味苦气平，是升提肺气圣药，是通膈利肺治寒实结胸之药。枇杷叶味苦气平，泻肺热，治肺热火嗽，是清肺治火止嗽之药。以上各药配伍成常用的止咳枇杷汤，善治肺热咳喘，为清痰泄气、泻火利水的治本之剂。

第二代传承人在止咳枇杷汤的基础上进行了深度研究，在原有组方的基础上加入罂粟壳制成强力枇杷露。枇杷叶等与罂粟壳配伍，能更好地发挥其治标和治本的作用，对外感风热、肺膈阻滞、火盛痰结等初起以及敛肺止咳、肺虚久咳有标本兼治的疗效。这就是强力批把露与众不同的止咳功效。有道是：既清热降火敛肺，又祛痰止咳平喘；既适用久咳劳嗽，又能治咳喘初起。

时至今日，强力枇杷露又在当代传承人投入大量研发力量之下，在原有配方基础上进行改进，由有糖型升级为无糖型。现无糖型强力枇杷露以其起效快、疗效佳、适用人群广（糖尿病及"三高"患者均可服用）等特点，赢得了患者的口碑。无糖型强力枇杷露的处方由枇杷叶、罂粟壳、百部、桔梗、桑白皮、白前和薄荷脑组成，功能主治是养阴敛肺、止咳祛痰，用于支气管炎咳嗽。经现代医药学验证，强力枇杷露不仅具有强力的抗菌消炎作用，可在扁桃体炎、急性支气管炎和急性气管炎等疾病初期有效地控制病情，减少抗生素的使用；还具有强力的镇咳祛痰作用，能有效地缓解慢性支气管炎患者咳嗽、喘息等症状，防止病情继续恶化，从而极大地改善了患者的生存质量。其处方中的罂粟壳具有中枢性镇咳作用。罂粟壳通过抑制咳嗽中枢、阻断咳嗽反射，降低咳嗽中枢的兴奋性，产生中枢性镇咳作用。镇咳止咳双向调节，效果确实可靠。

二、枇杷露传统制剂起源

东北地区的冬季漫长而寒冷，是咳嗽、咳痰和喘嗽的多发季节；因此当地居民极易患各种证候的咳嗽、咳痰、喘嗽等肺系脏腑疾病。在当时的条件下，这种疾病发病率很高，为东北地区成为枇杷露传统制剂的主要发展区域奠定了基础。

枇杷露传统制剂始于清代末年。当时东北有一位老郎中刘珍，擅长把止咳枇杷汤用于治疗肺痨、各种咳嗽、喘嗽等病症。他将自己诊治及用药的经验传授给了儿子刘玉田。

刘玉田子承父业后，在祖传方剂基础上进行深度研究，并对止咳枇杷汤重新配伍。他大胆地在止咳枇杷汤基础上重新配伍罂粟壳，从而奠定了强力枇杷露的处方基础。经过刘玉田大量的临床实践验证，改良后的强力枇杷露的疗效明显优于止咳枇杷汤，因而深受东北地区患者的好评。许多急慢性气管炎、各种感冒咳嗽、哮喘及结核病患者，都慕名而来看病寻药，使得刘玉田在当时的东北地区名声很大。

三、枇杷露传统制剂传承

枇杷露传统制剂始于清代末年，由创始人刘珍几经传承，流传至当今的康隆药业公司董事长穆滨。

第二代传承人刘玉田（1883—1951），男，吉林榆树人，当地有名的郎中。他在父亲传授经验基础之上配伍罂粟壳，奠定了强力枇杷露的组方基础。1933年，刘玉田将枇杷露传统制剂技艺传授给儿子刘春。

第三代传承人刘春（1899—1970），男，吉林榆树人，当地有名的郎中。由于刘春没有子嗣，所以一直带着自己的弟弟刘富给人看病。1957年，刘春将枇杷露传统制剂技艺传授给弟弟刘富。

第四代传承人刘富（1921—1999），男，黑龙江哈尔滨人。刘富后来由吉林来到哈尔滨行医。由于哈尔滨独特的地理环境，咳嗽、哮喘病人极多，这为强力枇杷露的发展奠定了基础。1978年，刘富将枇杷露传统制剂技艺传授给长女刘雅芹。

第五代传承人刘雅芹（1945—），女，黑龙江哈尔滨人。刘雅芹先从医，但在一段时期内，受技术水平所限，只是按照枇杷露传统制剂的组方水煎后给患者服用；后任药厂厂长，将枇杷露传统制剂转化为中成药——强力

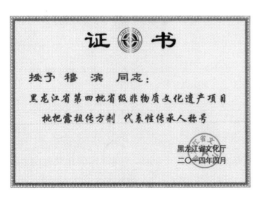

图7-2　穆滨被授予黑龙江省第四批省级非物质文化遗产项目枇杷露祖传方剂代表性传承人称号的证书

枇杷露。强力枇杷露的疗效深受当时人们的认可。后来，刘雅芹将枇杷露传统制剂技艺传授给儿子穆滨。

第六代传承人穆滨（1968—），男，黑龙江哈尔滨人，康隆药业公司董事长。穆滨根据人群中糖尿病及"三高"患者逐渐增多的情况，投入大量研发力量，在强力枇杷露的基础上研发出适应人群更广泛的无糖型强力枇杷露，极大地满足了市场需求。

第七代传承人为林禹汐（22岁，穆滨的外甥女）和穆盈卓（16岁，穆滨的女儿）。

四、枇杷露传统制剂当代传承人

枇杷露传统制剂的当代传承人穆滨，1968年出生在一个中医药世家。穆滨从小生活在这种济世救人的环境中，虽然未从事医生职业，但在外祖父刘富和母亲刘雅芹的影响下，对祖国的传统中药事业产生了浓厚的兴趣。母亲为了把枇杷露传统制剂的秘方传授给儿子，在其小的时候就向其传授中医药知识和技能。穆滨不负母亲的期望，不仅学会了母亲教给他的知识和技能，而且活学活用，根据现代人的体质对有些药方进行了改进。后来，母亲刘雅芹将枇杷露传统制剂的处方、制备方法传授给了他。

虽然穆滨先生是康隆药业公司董事长，资产过亿，但他从不故步自封，而是力争把产品做到极致。他刻苦钻研，经常学习药品相关知识，秉承"匠心做药"的价值观，遇有不懂的地方就虚心向各方面专家请教。在他的带领下，康隆药业公司先后被评为黑龙江省诚信示范企业、黑龙江省高新技术企业，为黑龙江经济的发展默默贡献着自己的力量。穆滨也当选

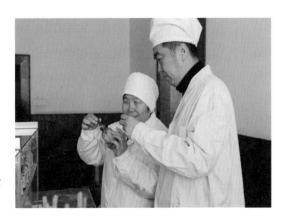

图7-3　穆滨先生与刘雅芹女士探讨药品检验方法

为哈尔滨市人大代表，并被授予"哈尔滨市有突出贡献中青年专家"等荣誉称号。

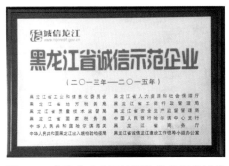

图7-4　康隆药业公司被评为黑龙江省诚信示范企业

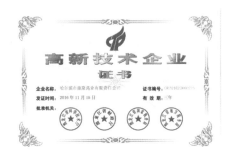

图7-5　康隆药业公司被评为黑龙江省高新技术企业

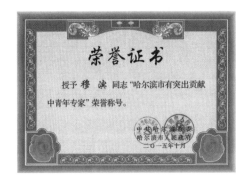

图7-6　穆滨被授予"哈尔滨市有突出贡献中青年专家"荣誉称号的证书

穆滨非常关注区域贫困村镇发展，而且支持教育和文化事业。他以定点

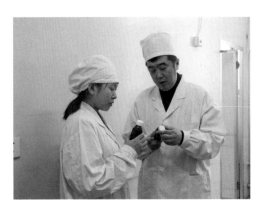

图7-7　穆滨在康隆药业公司厂区为女儿讲解强力枇杷露相关知识

帮扶贫困村为主，培训村民种植中药材。这样既能满足康隆药业公司原料药材的需要，又能帮助村民快速致富，还能资助留守儿童、单亲儿童等。他多次到留守儿童学校送温暖，2017年5月5日被聘为哈尔滨市呼兰区利民小学名誉校长。穆滨为医药行业及社会做出了卓越贡献。

穆滨现已将枇杷露传统制剂制备方法传授给女儿和外甥女，让她们初步了解枇杷露传统制剂的组成、工艺、基本操作要领和工作中的注意事项等。

五、枇杷露传统制剂发展

枇杷露传统制剂已在黑龙江省传承百余年，哈尔滨市是康隆药业公司的主要发展地。随着社会主义市场经济的发展，康隆药业公司的新型西式药品不断抢占国内市场，但枇杷露传统制剂的发展依然较好。如今，全省19个市40多个县仍继续使用枇杷露传统制剂。

枇杷露传统制剂经过百余年的发展，以及几代人的沉淀与积累，已由古时的止咳枇杷汤逐渐演变为当下的无糖型强力枇杷露，继续为人类的健康贡献着自己的力量。无糖型强力枇杷露在传承人穆滨手上，焕发了新的生机与活力。

穆滨根据疾病发展及市场需求的变化，结合现代科技及工艺要求，在大量的临床用药实践过程中，发现糖浆剂强力枇杷露中含有高浓度的蔗糖，患者服用后对气管有较大的刺激性，这对药品的疗效有一定影响。穆滨带领科研团队攻关克难，发誓要找到一种新的矫味剂来代替蔗糖——这种矫味剂必须能让糖尿病及"三高"患者放心服用。皇天不负有心人。2005年，穆滨终于研制出了新一代产品——无糖型强力枇杷露。无糖型强力枇杷露扩大了使用的人群，疗效更确切，作用更明显。为了保护自己的知识产权，穆滨为无糖型强力枇杷露申请了国家专利，并于2009年6月被国

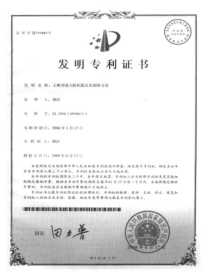

图7-8 "无糖型强力枇杷露及其制备方法"获得国家发明专利

家知识产权局授予发明专利（专利号：ZL200610009631.5）。

无糖型强力枇杷露填补了国家中药糖浆剂型产品中无糖型产品的空白，对于促进中药糖浆剂的发展有着重要的历史意义和现实意义。

随着无糖型强力枇杷露被市场接受和被患者认可，荣誉也纷至沓来：2010年，无糖型强力枇杷露被认定为黑龙江省高新技术产品；2012年，无糖型强力枇杷露被纳入国家基本药物目录；2013年，"止咳平喘中成药'强力枇杷露'新技术新标准的应用"获得黑龙江省科学技术进步二等奖；2014年，中医传统制剂方法（枇杷露传统制剂）被评为国家级非物质文化遗产代表性项目；2015年，"一种无糖型强力枇杷露的检测方法"获黑龙江省医药行业科技进步一等奖。

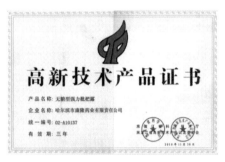

图7-9 "无糖型强力枇杷露"被认定为黑龙江省高新技术产品的证书

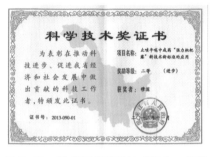

图7-10 黑龙江省科学技术进步二等奖证书

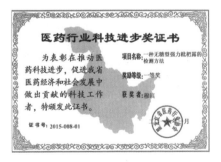

图7-11 "一种无糖型强力枇杷露的检测方法"获黑龙江省医药行业科技进步一等奖

为了更好地保护"枇杷露传统制剂"国家级非物质文化遗产，使其继续发扬光大，康隆药业公司建立了生产基地，并通过国家新版GMP认证及ISO 9001认证。

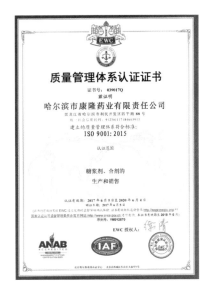

图7-12　康隆药业新版GMP证书　　图7-13　康隆药业ISO 9001证书

康隆药业公司在哈尔滨市利民开发区四平路建设传承保护基地项目，项目占地面积5.46万平方米，建设内容主要包括生产车间、传承用房、样品展示厅及部分生产用附属设施、设备。生产车间主要用于国家级非物质文化遗产无糖型强力枇杷露的生产，年产量可达1亿瓶；传承用房主要用于原辅料、提取液、中间产品、成品的检验，以及非物质文化遗产传承培训；样品展示厅用于陈列不同时期的非物质文化遗产产品，以及原辅料的样本及伪标品等。该项目已于2014年建成并投入使用。

为了更好地保证枇杷露传统制剂的疗效，康隆药业公司建立了指纹图谱，并获得了国家发明专利。

对无糖型强力枇杷露的所有原料药及成品药进行指纹图谱研究，采购优质道地药材，进行大量的实验，最终得出固定图谱，在以后的原料采购过程中要求与固定图谱系相同。对各组分的化学

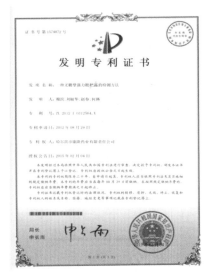

图7-14　"一种无糖型强力枇杷露的检测方法"获国家发明专利

成分、药理药效及检测方法进行研究，确定其独有的特征，全方位控制药品的质量。这样就确保了药品的稳定性，使非物质文化遗产得到了更好的保护。同时建立在线监控系统，对工艺关键控制点温度、压力、液位、pH值、密度、含量等进行有效的在线监控。

为了更好地保护枇杷露传统制剂的质量及有效成分的药物含量，康隆药业公司建立了全新的药品标准。首先从原料着手，保证使用的原料从头至尾的一致性。由于人眼只能识别原料的外在性状，不能确定内在含量是否变化，因此康隆药业公司通过建立指纹图谱来保证原料的内在质量。其次是保证质量。"小胜凭智，大胜凭德。"制药是一个功德无量的行业，"做良心药"才是企业立足的根本。康隆药业公司秉承"每一瓶药品都按处方投料，绝不偷工减料"的原则，引进了国际先进的超高效液相色谱仪、气相色谱仪、蒸发光检测器、红外光谱检测器等，对每一批进厂的原辅料都按照法定标准进行检验，合格后方可使用。为了避免假劣药材的冲击，康隆药业公司重金聘请全国中药界著名专家鉴别购进的原料，并制成原料药材的标本及伪标品，避免造成不必要的麻烦。

作为第六代传承人，穆滨每月一次为第七代传承人林禹汐和穆盈卓讲授无糖型强力枇杷露的制作工艺、检测方法和原料识别等；穆滨或者多年使用该产品的专家每月为各医院和医药公司进行学术宣讲，以扩大该产品的知名度，让更多的人知道该产品，使该产品为更多的患者服务，给广大患者带来福音。

无糖型强力枇杷露具有重要的文化价值及市场价值：

其一，它适应我国国情。由于我国的地理环境和特殊国情，城乡患哮喘、支气管炎、结核病和感冒而引起咳嗽症状的患者较多。这部分患者中有许多人不宜食用含糖食品，无糖型强力枇杷露对于这些人来讲无疑是一个福音。

其二，它适应减少使用抗生素的需要。我国抗生素使用的人群非常广泛，导致很多人产生了耐药性。无糖型强力枇杷露有很强的抗菌消炎作用，对于扁桃体炎、急慢性气管炎有良好的疗效。实践证明，强力枇杷露往往在患病初期就能有效地抑制病情，减少人们使用抗生素的机会。

其三，它适应减少肥胖症人和降低死亡率的需要。世界卫生组织调查了23个国家人口死亡原因，得出结论：嗜糖之害甚于吸烟，长期食用含糖量高的食物会使人的寿命明显缩短。无糖型强力枇杷露的诞生无疑具有重要的意义。中医认为，甘能助湿，导致中满。肥甘油腻之物不易消化，能阻碍脾运、滋生痰液，不利于咳嗽患者痊愈。无糖型强力枇杷露是临床上治疗咳嗽的常用药物，具有养阴敛肺、止咳祛痰的功效。不含蔗糖，可避免患者因摄入糖分而降低疗效，从而可获得更显著的止咳效果。

其四，它是中医药文化发展的缩影。无糖型强力枇杷露是中国中医药文化发展的缩影，是中华民族宝贵的文化资源。它从民间诞生，因民众需要而存在。同时还保存了最完整的制作技艺，对于传承和延续中国传统中医药文化在东北地区的生存、发展起到了巨大的作用，具有重要的保护价值。

第二节　老王麻子膏药

哈尔滨市道外区有一条富锦街，因街上有一家百年老号"老王麻子膏药店"，人们都叫它"王麻子街"。老王麻子家族与闯关东的人不同，是从京城皇城根走出来的正宗京旗。京城牛街上的"京都福庆堂"药房，就是老王麻子王树森的父亲王照宇开的商号。

一、膏药的特点

膏，顾名思义，就是黏稠之物。膏剂是常温下为固体、半固体、半流体的一类剂型。膏剂作用比较广泛，无论是内服还是外用，由于具有一定的稠度，因此有效成分含量高，析出速度缓慢，作用长期持久，局部疗效切实。

外用膏药古称薄贴。其具体制法如下：根据不同病情选用相应的药物，浸于植物油内，浸泡一定时间，入锅煎熬。待药物枯黑后去渣再熬，至滴水成珠时再按油之比例（视当时不同季节）加入适量的铅丹，拌匀，将锅离火（或先离火后放丹）。投放于冷水中去火毒。待使用时加热熔化，摊于布片或厚纸或薄油纸片上，贴在患处的皮肤上即可。临床上有用以治疗关节疼痛、僵直，深部肌肉酸困、肌肤麻木，深部脓肿，骨折，伤筋等症状的，取其祛风化湿、行气活血、续筋接骨之作用，如万应膏、接骨膏等；也有用以治疗体表痈、疽、疖、疔等疮疡疾病的，具有消肿定痛、去腐生肌、收口、保护疮口等作用，如太乙膏、独角莲膏、阳和解凝膏、冲和膏等。

膏药是中药五大剂型（丸、散、膏、丹、汤）之一，在我国的应用历史悠久。膏药中的药物直接贴敷于体表穴位上，药性透过皮毛腠理由表入里，渗透到皮下组织，一方面在局部产生药物浓度的相对优势；另一方面通过经络的贯通运行，直达脏腑，发挥药物"归经"和功能效应，从而发挥最大的全身药理效应。与打针、吃药相比，使用膏药方便、无痛感，更易为人们所接受。特别是经常腰酸背痛的老年人，更是对膏药情有独钟，并在家中常备。

二、老王麻子膏药由来

老王麻子王树森生于光绪二年（1876）满洲镶白旗下一个京旗世家，其祖上是跟随顺治帝进京的巴图鲁；其父亲王照宇曾在宫廷当差，是一名带刀卫士。为了保卫皇上，王照宇练就了一身武艺。他每天操练时，难免发生伤筋动骨、跌打损伤。宫中一位御医经常帮他疗伤，有时就将药方告诉他，让他自己去药房配药。王照宇逐渐积累和掌握了一些治疗跌打损伤的药方，并触类旁通，结合宫廷秘方调制出膏药，取名"虎骨熊油膏"。这种膏药疗效神奇，一贴就灵，很快在民间流传开了。

王照宇颇有经商头脑，一面在宫中当差，一面开办自己的"京都福庆堂"，主打"王大膏药"。因他的膏药疗效奇佳，福庆堂迅速在京城声名鹊起。但是，天有不测风云。清朝末年，满族八旗子弟争权夺势，王照宇受族人牵连，返回皇上册封地河北玉田。

王照宇的儿子王树森此时已经十七八岁，不甘心随父守陵度日，便在一天早晨肩挑担子踏上了闯关东之旅。光绪二十三年（1897），王树森落脚呼兰城，在十字街大庙前摆摊卖起了膏药。由于膏药疗效独特、贴用方便且经济实惠，因而深受患者的欢迎。因为王树森小时候出天花时在脸上留下了浅白麻子，人们便把他卖的膏药称为"老王麻子膏药"。王树森医治好了呼兰大财主蒋家姨太太的不孕症，蒋家便将大女儿许配给了王树森。光绪二十五年（1899），王树森携眷来到哈尔滨傅家甸（现道外区）富锦街开起了药房，挂上了"京都福庆堂老王麻子膏药"的牌匾，从此再没离开。他熬制的"虎骨熊油膏""海马万应膏"等，专治跌打损伤、筋骨疼痛、男子肾寒、女子血寒等症状，疗效颇佳。他的膏药配方精良，治疗疔毒、风湿性关节炎效果奇佳，很快就出了名，成了供不应求的畅销货。

三、老王麻子膏药传承

王树森重视膏药质量，恪守信誉，坚持薄利多销。全盛时期，王麻子膏药在东北各地都有分号。说是分号，其实不归王树森管理，只是从他家进药。关内的一些穷亲戚听说王树森"发"了，纷纷投奔王家来到哈尔滨；在征得王树森的同意后，也挂起了王麻子膏药的招牌开店谋生。一时间，富锦街上出现了王树森家的"真正老王麻子"和亲戚们开的"真王麻子""假王麻子""这才是王麻子"等膏药铺，形成了20世纪20—30年代闻名全国的哈尔滨王麻子膏药一条街。后来，长篇小说《夜幕下的哈尔滨》用大量的篇幅描写了当年"王麻子街"的盛况。

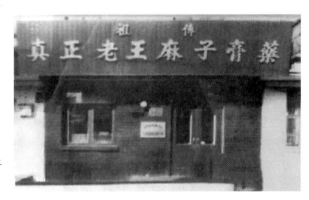

图7-15　祖传真正老王麻子膏药铺

日伪时期，日本关东军司令部和宪兵队曾屡次派人找到王树森，命其献出祖传的膏药秘方。王树森誓死不从。他将秘方传给了儿子王殿元，自己则时刻准备着可能遭遇的不测。后来，日本关东军和宪兵队强令王树森定期为他们送去相当数量的膏药。王树森灵机一动，为他们"特制"了一批膏药，效果明显不好。日本人认定"王麻子膏药是骗人的"，从此就不再向王树森索要膏药的配方了。

1948年，王树森病逝，老王麻子膏药正式传到了第二代传承人王殿元手里。那时，老王麻子膏药的经营正值鼎盛时期，每日销售近千贴，远销到河南、山东、山西等地，还出口到日本、美国和东南亚各国。中华人民共和国成立后，王殿元照旧行医。在抗美援朝战争中，他为志愿军送去了大量的膏药。

1953年，志愿军班师回国，一部分复员、转业的伤残军人分到地方后没有住处。王殿元得知后找到政府，将自家店铺后边的40多间私房无偿地送给伤残军人居住。道外区北七道街的"军属大院"由此得名，王殿元也被政府授予了"开明绅士"的称号。"文革"时期，王殿元家及其王麻子膏药铺受到了冲击。"文革"后，王殿元恢复行医。

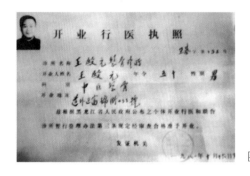

图7-16　王殿元整骨诊所开业行医执照

1983年，中国电视剧制作中心和青岛电视台来哈尔滨拍摄电视剧《夜幕下的哈尔滨》时，特别聘请王殿元做历史顾问。在王殿元的指导下，剧组在道外荟芳里重建了20世纪30年代王麻子街的外景，王家祖传的"老王麻子膏药"和"京都福庆堂"的牌匾走进了电视剧中。导演还邀请王殿元在剧中扮演了王麻子街上的"生鱼王"一角，这在20世纪80年代的哈尔滨成为一段趣闻佳话。通过王刚在中央人民广播电台播讲的长篇小说《夜幕下的哈尔滨》，以及同名电视剧的播出，老王麻子膏药再一次名扬四海，日本、韩国、俄罗斯、蒙古等国的客商纷纷来哈尔滨购药。中共十一届三中全会之后，经哈尔滨市卫生局特批，恢复了老字号"老王麻子膏药"。王殿元于1987年病逝。王殿元的后人们继承了他的事业，不拘泥于祖上的成果，使古

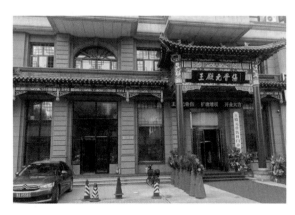

图7-17　王殿元骨伤科门诊部

老的膏药得以不断发展，能治疗颈椎病、腰椎间盘脱出症、男子肾虚性腰痛、关节炎、肩周炎、股骨头坏死等20余种骨伤疾病。

四、老王麻子膏药当代传承和发展

2000年春节期间，中央电视台《东方时空》栏目摄制组来到哈尔滨，专门拍摄老王麻子膏药及其后人的传奇故事。摄制组在哈尔滨待了5天，追溯了百年老字号的沧桑巨变，将王殿元家的传奇故事展现在数亿观众面前。2002年，上海大世界基尼斯向哈尔滨市真正老王麻子膏药店颁发证书，认证该店以其百余年历史成为世界上历史最长的中药传统膏药店。老王麻子传人、王殿元骨伤医院院长王燕龄介绍，这是国内中医药界首家入选吉尼斯的中药界名店。《哈尔滨文史》《哈尔滨史志》《中国老字号》《中国中医药宝典》《黑龙江日报》《黑龙江画报》《呼兰县志》《哈尔滨日报》《新晚报》《生活报》《新都市报》等，都以大量的篇幅报道了真正老王麻子膏药的往事。哈尔滨电视台还拍摄了五集电视纪录片《老王麻子膏药往事》。哈尔滨市作协主席、著名作家阿成专门撰写了《老王麻子膏药》一文。之后，"老王麻子"又获得了"龙江老字号""中华老字号"等美誉。2014年，中医传统制剂方法（老王麻子膏药制作技艺）被列入《第四批国家级非物质文化遗产代表性项目名录》。"老王麻子"在中医中药领域得到了社会的充分肯定。

如今，王殿元的六个子女都在继续着家族的医药事业。第三代"老王麻子"——老大王燕铭、老二王燕卿、老三王燕龄、老四王燕燕（女）、老五王燕强、老六王双燕（女），都先后毕业于黑龙江中医学院（现黑龙江中医药大学），并取得了中医师的资格。王燕铭在哈尔滨市道外区开办了王燕铭中医骨科诊所。为了却先父遗愿，王燕龄及其兄妹四人于2004年创建了王殿元骨伤医院，院址设在道里区友谊路318号和道外区南极街副173-4号。王

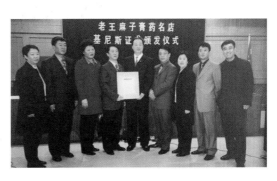

图7-18　老王麻子膏药获得基尼斯证书

燕龄在深圳时曾先后担任国家领导人陈俊生，深圳市市长李皓、张荣，以及新华社香港分社社长周南等的保健医生。百年老字号一脉相承，在哈尔滨传播中药文化。第四代"老王麻子"后人——王倩、王颖、王虹、王金、王妙、王皞、王寅、王善、王续、王玥，都相继在黑龙江中医药大学学习深造，继承了祖上的事业并各自在其父开办的医疗机构任职。他们利用现代科技知识，把这个百年品牌发扬光大。"真正老王麻子膏药"这家百年老店，从第一代闯关东的"老王麻子"的创业发达，到第二代"老王麻子"的跌宕起伏，再到第三代、第四代"老王麻子"传人创建的王殿元骨伤医院，谱写了哈尔滨一个普通的中医世家诚信行医的历史，表现出了中华民族生生不息、薪火相传的传承精神，体现了几千年的中医文化在医疗领域所做出的巨大贡献。

第三节　"德记号"中医药文化

一、"德记号"中医药技艺简介

德记号药房（以下简称"德记号"）坐落于辽宁省大连市金州古城南街路东（现大连市金州区拥政街道古城甲区22号），始建于清咸丰二年（1852），以诊脉看病和经营中草药，制作中药丸、散、膏、丹为主，是大连地区现存历史最悠久的老字号中药房。历时100多年，传承五代，为辽南地

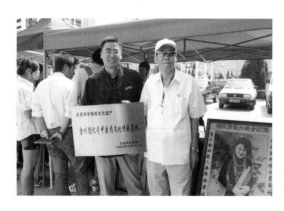

图7-19　2009年，"德记号"被大连市文化局认定为中医药文化传承基地

区闻名的中医药世家。

"德记号"专注于中华传统医药，只经营中草药和中成药，不经营西药。独创了23种方剂。其中，1927年前后生产的专治妇科病的中成药"女界福"浸膏，曾"驰名中外，声振华洋"，被称为"现代妇科第一灵药"。"女界福"浸膏、"止咳养肺丸"、"海参丸"等数十剂药方，百年相传至今，颇具口碑。

"德记号"名下现有康德记中医诊所和康德记大药房两处，已经实施了五年保护计划，建立了"德记号"中医药文化传承基地，开展了对老药工传统中药制作技艺的独特方法、注意事项及改进工艺的整理工作，通过口传心授、拜师收徒的形式进行传承，着手申请国家注册并批量生产"女界福"浸膏，发挥老字号作用，做好"德记号"中医药文化的传承和保护。

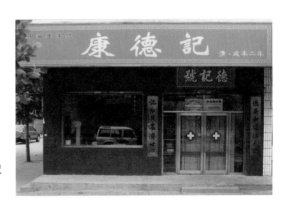

图7-20 "德记号"古城甲区康德记中医诊所

（一）经营理念

"德记号"秉承"药价不虚、纯真为上"的经营宗旨。为了保证药材地道，特聘请精通药材鉴别者，一是到产地去采购，例如甘肃岷县的当归、宁夏的枸杞子、四川的松贝、陕西汉中的三七、海南的沉香；二是到河北省祁州药市（今安国药市）去购买。购回的中药材，先由店内的掌柜验收，合格后过秤，去除泥土杂物后晾干，按照根、茎、花果类等分别放入仓库内摆放整齐。在饮片的炮制上，严格遵循《雷公炮炙论》《证类本草》古书的细则操作。把标准写在木牌上放在锅边，师傅亲自操作，徒弟打下手，一丝不苟、严格对照。名贵细料由掌柜亲自投放，确保药剂成色充足。

"德记号"在创办经营过程中，每逢夏季，药房内必备有板凳和消暑的凉茶，为过往的路人提供服务；到了冬季，用大水壶煎煮麻黄汤，供患感冒和受风寒的顾客免费服用。最具特色的是，到"德记号"看病抓药可以赊账，到了每年"三大节"（端午节、中秋节、大年三十），药房的伙计就会下乡按账收钱，买药者可以以物抵账。对于经济特别困难的穷苦人家，"德记号"从不催欠，而是把这笔账目打入药房损耗。金州地处丘陵地带，山林众多，曾出产千余种中药材。"德记号"每逢采药季节便大量收购，这样价钱很低。"德记号"采取薄利的经营方法，让患者吃好药，吃价格低廉的药。

百余年来，积德行善一直是"德记号"的传世遗风。1924年，金州重修大黑山响水观，"德记号"传人康德有、康德富捐赠了银元，其名字被雕刻在瑶琴洞旁的石碑上，留存至今。1925年夏，金州地区曾发生"大头瘟"瘟疫，家中只要有一人患病就会传染全家，每天都有人死于这种瘟病。"德记号"日夜赶制清热解毒、疏风散邪的中药剂"普济消毒饮"，在城区内用大锅熬制，低价出售或赠药给居民，帮助百姓抗瘟疫。至此，有病到"德记号"已成为那时民众的共识。时任奉天省省长的王永江获悉后，亲笔题联"德兼和缓活人术，记取黄农济世心"（意思是说，高尚的医德兼有高超的救人医术，记取黄帝和神农济世救人之心），以表彰"德记号"救济民众的高尚医德。1931年，《东北人物志》记载，"德记号"传人康忠国在金州经营德记号药房和在大连经营康德记源栈药房时，曾经免费发送中药3个月，救助贫苦的黎民百姓。2003年"非典"肆虐期间，"德记号"煎出1000多副价值2万余元的预防"非典"中药并包装成袋，免费发放给市民，并且送给敬老院老人。

"德记号"注重中华传统节日。每年农历四月二十八日，都有药王庙庙会。那一天，"德记号"会歇业一天，所有人都去药王庙拜祭药王。这对于行医卖药的人来说是一件很神圣的事，大家不仅要穿得体面，更要虔诚拜祭。正月十五元宵灯会时，"德记号"都会在自己的店外斗狮子，挂马灯。到了五月初五端午节，"德记号"会请人制作祛病除瘟、祈福平安的香袋，免费发放给百姓。这些都是"德记号"每年的传统。

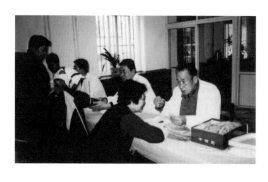

图7-21 2003年"非典"肆虐期间，"德记号"为社区居民免费发放预防"非典"的中药

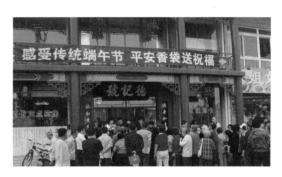

图7-22 2009年，"德记号"开展"感受传统端午节，平安香袋送祝福"活动，免费发放祛病除瘟香囊

（二）坐堂医生

"德记号"外聘了很多坐堂医生。据"德记号"原来的老药工滕元高老人及第四代传人康洪源回忆，除了康家传人坐堂外，"德记号"还聘请了许多名医，例如：擅治疑难病的名医张筱楼、孙子安，擅长妇科病诊治的医生郭有铭，擅治消化系统疾病的何宏邦，等等。1988年"德记号"恢复经营后，相继聘请了王汉巩、尚桂茹等一批名中医大夫。

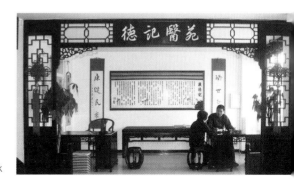

图7-23 "德记号"第五代传人康长春在诊脉

（三）独创秘方

"德记号"坚持不懈地进行中医药研究，独创了大量的秘方。当年创始人康公搜集、整理全国各地的医案药方，现传有一本"德记号"丸散膏丹制作秘籍，共载有300多种药方，其中有"女界福""止咳养肺丸""海参丸""女喜灵""参茸戒烟露""小儿太极丸""林则徐戒烟方""定风珠""益寿比天膏""珠黄十宝丹"等。

"德记号"保存至今的丸散膏丹制作秘籍，是当年老药工滕元高老人在"德记号"工作时精心抄录下来的，在老人那里珍藏了近80年。1988年9月，滕元高老人将此秘籍转交到"德记号"第四代传人康洪源手里，他衷心

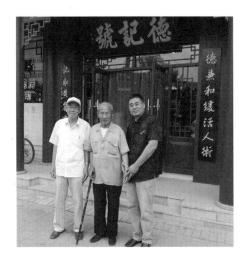

图7-24 "德记号"第四代传人康洪源
（左一）、第五代传人康长春（左三）与老
药工滕元高（左二）合影

希望"德记号"在新的传人手里发扬光大，为百姓造福。

"女界福"浸膏是"德记号"专治妇女病的中成药，具有补气养血、滋补肝肾、活血化瘀、调经止痛的功效，主治妇女气血不足引起的痛经闭经、不孕、手脚寒冷等病症。"德记号"创始人自创办药房以来就开始悉心研制，于1927年正式批量生产，由大连德记全栈药房的康忠全和德记号药房康忠国推出。

"女界福"浸膏，由印刷精美的玻璃瓶包装，上面印有掌门人的照片，写有"女界福"三个字。由于它疗效优异，当时不仅在辽南一带备受欢迎，还曾行销全国各大城市，几年后更是远销日本及东南亚各地，深受妇女的青睐。《东北人物志》在介绍康忠全时，盛赞妇科圣药"女界福"，"仅四年之间，驰名中外，声振华洋"。

直到1950年，"女界福"浸膏才停止生产。

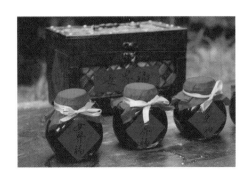

图7-25 德记号药房"女界福"浸膏

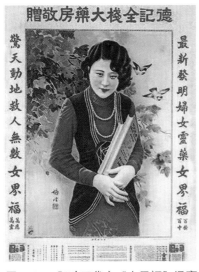
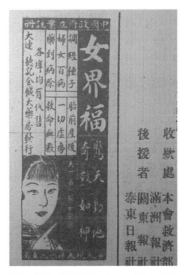

图7-26　阮玲玉代言"女界福"浸膏　　图7-27　《泰东日报》对"女界福"
的相关报道

（四）重要价值

"德记号"百余年来的发展，主要靠的是它的经营理念、医术和祖传方剂的疗效，这些都对社会产生了一定的影响。"德记号"中药制作技艺娴熟，保存了一批民间的古方、秘方。其重要价值体现在以下四方面。

（1）历史价值。"德记号"中医药文化源于五千年中华文明，根植于民族民间，延绵五代，传承100多年。它运用中华传统医学的基本理论研究疾病，服务百姓，体现了中华民族传统文化的历史价值。

（2）文化价值。"德记号"秉承了中华医药配方君臣佐使的传统组方原则，以"药价不虚、纯真为上"为宗旨，以"济世正德、康健民众"的祖训为行医之道，以"以德悬壶、造福桑梓"的经营理念治病救人，惠及民众，展现了中医药的文化价值。

（3）工艺价值。"德记号"药方的制作技艺要求颇高，全凭师徒间口传心授和经验的积累加以传承，因此其制作技艺具有独特的工艺价值。

（4）社会价值。"女界福"浸膏、"止咳养肺丸"等，由于疗效甚佳，不仅在辽南一带久负盛名，还曾行销全国各地，受到百姓的称赞。"女界福"浸膏更是远销到日本、东南亚等国家和地区，名扬海内外。这也成就了"德记号"的传承发展。

二、"德记号"中医药技艺起源

《金县志》载，清咸丰二年（1852），山东名医康公在金州城南街买下160多平方米的临街店铺，创办了德记号药房。取字"德记号"，寓意"济世正德、康健民众"。康公既懂医理，又会鉴别中药材。"德记号"自开张后，采用前店后厂的经营方式：前店设有堂医，诊脉看病，经销中草药及中成药业务；后厂设有制药间和药库，可配制丸、散、膏、丹、酒、胶、露等。

"德记号"信守和气生财之道，待客诚信，主动热情，把"德"字奉为做人和开店的根本。推崇薄利益民，努力让群众吃便宜药，吃好药。因此，各地闻名来"德记号"求医抓药的群众络绎不绝。

1920年之后，"德记号"处于鼎盛时期。以金州"德记号"为总号，先后在大连成立了"德记药局""德记西栈""德记药房""德记全栈""康德记源栈""德记宏栈""大德记""老德记""德记同栈""德记福栈"等分号，在普兰店、瓦房店成立了12家分店，分别由康家几代人经营。

"德记号"始终专注于中华传统医药文化，不断开发和研制新的中成药并推向市场，如："女界福"浸膏、"止咳养肺丸"、"女喜灵"、"参茸戒烟露"、"海参丸"等。从创立到1946年前后，遍布辽南的众多"德记号"只经营地道中药饮片和中成药，不经营西药。

1946年，因战事不断，众多分号被迫关闭，仅剩下大连的德记源栈、德记宏栈和金州的老"德记号"。

1950年，"德记号"掌门康忠国因病去世，他的儿子康洪源接任"德记号"掌门人。

1956年，"德记号"第四代传人康洪源响应国家号召，成立了公私合营康德记药房。

1960年，公私合营康德记药房更名为国营金县医药公司。

1988年，"德记号"传人康洪源在自家院内着手重建老字号，并定名为"康德记联合诊所"。康洪源将原老字号的老药工滕元高和熟悉"德记号"制药技艺的高华（滕元高的徒弟）、李德全（康洪源的徒弟）等请了回来，这昭示着百年老字号又回归康氏中医世家。

1999年，"德记号"被国内贸易部认定为"中华老字号"。

2006年，康德记联合诊所更名为大连金州康德记中医诊所。

2007年7月26日，大连康德记大药房在金州重新开业。

三、"德记号"中医药技艺传承人

"德记号"发展至今，已传承五代。传承谱系见表7-1。

表7-1 "德记号"传承谱系

代	姓名	经营区域	职务	出生年	传承方式
第一代	*康公	金州德记号	医生	1826年（已故）	师传
第二代	康德方	德记药局	经理	1860年（已故）	家传
	康德富（字润亭）	大连德记西栈 德记药房	经理 医生	1862年（已故）	家传
	*康德贵	金州德记号	经理	1864年（已故）	家传
	康德有	大连大德记	经理	1866年（已故）	家传
	康德财	金州德记号	经理	1868年（已故）	家传
第三代	康忠显（字耀忱）	大连大德记	经理	1886年（已故）	家传
	康忠全（字道忱）	大连德记全栈 瓦房店康德记 普兰店康德记	经理	1893年（已故）	家传
	*康忠国（字治臣）	金州德记号、大连康德记源栈	经理	1896年（已故）	家传
	康忠文（字丛周）	大连德记西栈	经理	1896年（已故）	家传
	康忠善	大连德记福栈	经理	1895年（已故）	家传
	康忠孝（字贤臣）	康德记源栈	经理	1898年（已故）	家传
	康忠顺	普兰店康德记	经理	1900年（已故）	家传
	康忠智	大连德记药房	经理	1901年（已故）	家传
	康忠敬	大连德记同栈	经理	1902年（已故）	家传
	康忠良	瓦房店康德记	经理	1902年（已故）	家传
	康忠朝（字盖忱）	瓦房店康德记	总经理	1905年（已故）	家传
第四代	*康洪源	金州德记号	主管中药师	1930年	家传
	康周源	大连老德记	经理	1926年（已故）	家传
	何宏邦	大连德记宏栈	医生	1920年（已故）	师传
第五代	*康长春	金州德记号	执业医师 经理	1964年	师传 家传

注：带*者为传承人。

四、"德记号"中医药技艺当代传承人

（一）第四代传人康洪源

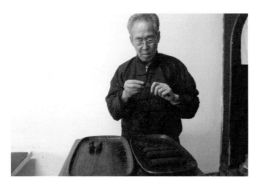

图7-28　德记号第四代传人康洪源在制作蜜丸

康洪源，男，1930年3月生，主管中药师。康洪源出生在具有浓厚中医药氛围的家庭中，早年毕业于金州南金书院，十几岁时就跟随滕元高等药工学习中成药制作，并跟父亲学习鉴别虎骨、牛黄、麝香等名贵细料。到了青年时，已可独立到祁州药市（今安国药市）购买中药材。如今，耄耋之年的康洪源还在康德记药房专门鉴别中药材。像冬虫夏草、藏红花、麝香等药材，他仅凭手摸、眼看就知真伪。

1956年，康洪源响应国家号召，成立了公私合营康德记药房，并将应得的利润上缴国家。

1956—1966年，康洪源为金县青联副主任、旅大市青联委员。

1960年，公私合营康德记药房更名为国营金县医药公司，康洪源任医药公司门市部主任和药品质量管理科科长。

1970年，康洪源担任金县医药公司中药厂厂长。这期间，他用自己在德记号药房所掌握的制药技艺，制作羚翘解毒丸、大山楂丸等多种中成药，选料精良、做工精细。

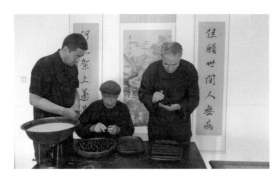

图7-29　"德记号"第四代传人康洪源在指导员工抓药

康洪源是大连地区中药鉴别和中成药制作技艺方面的行家，并培养了李德全、周岩、于德兰、马淑娟、王淑春等众多徒弟。其中，李德全已成为中药师，1999年获大连地区中药材技术竞赛中药材鉴别个人第二名；周岩由于鉴别中药材技术过硬，后调入金州药品检验所从事中药材检验工作。

1985年12月，国家医药管理局授予康洪源"老药工"荣誉称号。

（二）第五代传人康长春

康长春，男，1964年12月生，执业医师。幼承家训，从小在父亲的引导下学习制作各种丸、散，背诵药味歌诀。1989年9月进入"德记号"工作，学习中药饮片的鉴别和炮制加工。康长春1994年就读于辽宁中医学院（现辽宁中医药大学），2004年获得执业医师资格。他酷爱中医药文化，悉心研究"德记号"留下的秘方、医案，结合现代疾病发生、发展的变化，不断加以完善，使之疗效提高。例如，在"女界福"药方中添加温肾助阳的炙淫羊霍、盐巴戟天等中药后，其调补冲任、温经止痛的效果增强。

他秉承"济世正德、康健民众"的祖训，经常到所在的社区为居民进行免费义诊，配制并免费发放调理胃肠、治疗腹泻的中成药；还为辖区内的孤寡老人建立了家庭健康档案，上门为其诊察疾病。康长春现任大连康德记大药房经理。

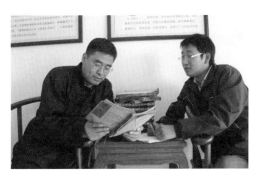

图7-30 第五代传人康长春在传授"德记号"中医药文化知识

第四节 平氏浸膏制作工艺

一、平氏浸膏制作工艺特点

平氏浸膏用药道地，处理方法和炮制工艺独特。例如，需晴天沐浴更衣，斋禁素食，鸡鸣丑时炭火制药等。其技法极为讲究，是经历代传承积累的有效方药，多年来应用于肿瘤、骨病以及疑难杂症的治疗中，效果显著，久负盛名。

二、平氏浸膏制作工艺当代传承人

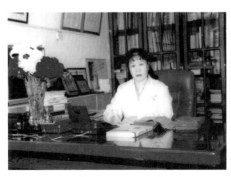

图7-31 平氏浸膏制作工艺传承人吴淑琴

吴淑琴出生于传统中医药世家，是已有270年历史的平氏浸膏的第七代传承人。

平氏祖籍浙江，历代行医，技法独特，疗效显著，以擅长治"积证"（肿瘤）、骨病著称于世，对肺系、心脑系、女科等顽疾亦疗效颇佳，相传曾奉召为皇族诊病疗疾。平氏医家"诚实做人、忠厚行医，诊脉论医不分贫贱富贵，调方用药

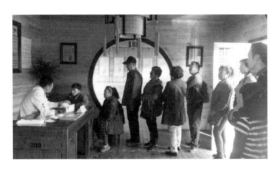

图7-32 平氏浸膏第八代传承人
刘宸隆在长春百草园义诊

必选地道上品"的祖训世代承袭，诚信仁德的口碑声名远播。

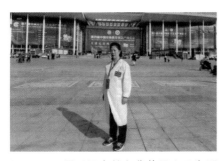 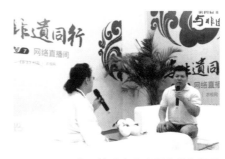

图7-33　平氏浸膏第七代传承人吴淑琴　　图7-34　吴淑琴接受中央电视台第七频道
出席第四届中国非物质文化遗产博览会　　《乡土》栏目采访

图7-35　吴淑琴出席第六届中国成都
国际非物质文化遗产节，参加国际非物质
文化遗产展

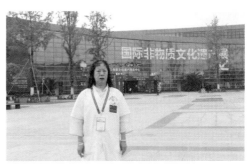

图7-36　吴淑琴在第六届中国成都
国际非物质文化遗产节上为观众讲解
中医药文化知识和平氏浸膏发展历史

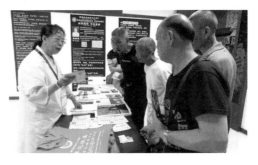

图7-37　平氏浸膏第七代传承人吴淑琴、
第八代传承人刘宸隆现场演示平氏浸膏
医药技艺

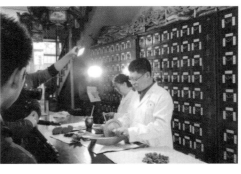

受家族的影响，吴淑琴自幼就对中医药有浓厚的兴趣，6 岁起就跟随外祖父平安逸学习中医典籍和中药炮制技艺。经多年深造，她逐渐掌握了平氏医术技艺，并得到了祖辈的独家秘传。吴淑琴立志振兴平氏医术，振兴祖国传统医学，在家医坚实基础上又经过专业院校系统学习，同时继承、发扬了平氏家族大医精诚的医德医风，于 1986 年设立东方中医门诊部，悬壶应诊，治病救人。1994 年，她创立了吉林肺癌药物研究所。

吴淑琴擅长医治肺癌、肝癌等多种肿瘤，肺结核、骨结核等结核病，骨病、风湿痹症等。她先后承担了吉林省科技厅立项重点支持的"抗肺癌新药'肺积消'实验研究和临床应用""抗结核新药'肺得润'实验研究和临床应用"课题研究，任项目负责人。以平氏消积浸膏开发研制的抗肺癌新药"肺积消"，已获国家食品药品监督管理总局临床批件。

吴淑琴行医半个世纪，治愈了多种顽症、危症，患者遍及祖国各地，俄罗斯、韩国等国患者也慕名投医。她凭借显著的疗效和良好的医德医风，获得了国家、省、市的多项荣誉，并赢得了人们的信赖和尊敬。

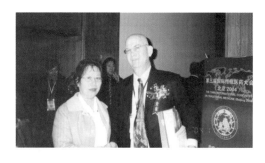

图 7-38　吴淑琴参加国际传统医药大会

平氏浸膏传承人刘洪吉、刘兰香、刘宸隆和冯娟等在吴淑琴带领下，全面秉承平氏医德医术并将其不断发扬光大。以刘宸隆为代表的平氏浸膏第八代传承人迅速成长，为传统中医药走向世界不断探索。刘兰香和刘宸隆都毕业于长春中医学院（现长春中医药大学），均为主治医师。刘宸隆为省级非物质文化遗产项目代表性传承人。

近年来，平氏传承群体在临床医学、药物实验研究和医药宣传推广中取得了大量成果：1996 年，吴淑琴应邀赴欧洲讲学，做《中医药治疗肿瘤》专题报告，影响深远；2009 年，平氏浸膏被列入《吉林省第二批省级非物质文化遗产名录》；2014 年，中医传统制剂方法（平氏浸膏制作技艺）入选《第四批国家级非物质文化遗产代表性项目名录》；平氏传承人多次应邀参加国家级非物质文化遗产博览会、北京国际文化产业创意博览会、中国民族医药学会治未病学术交流会。

吴淑琴今后的目标是继承发展，使平氏浸膏系列药品和平氏医术形成特色，并寻求合作，扩大规模，以期更好地惠泽百姓、造福苍生。

第五节 蒙古勒津蒙医药

蒙古勒津部族是蒙古族的古老部落之一，自古活跃于大漠南北的广阔草原上，隐居于额尔古纳幽深密林中。该部族西迁渡过呼伦湖，驻牧鄂嫩河、克鲁伦河、土拉河上游肯特山以东的辽阔草原，再迁中亚，东迁新疆，驻扎河套地区，经大同、宣府、蓟州来到辽西大地。数千年来，蒙古勒津部族辗转西东，创造了辉煌的历史和灿烂的蒙医药文化。

一、蒙古勒津蒙医药起源

蒙古勒津蒙医药源于西周，迄今已有2800多年的悠久历史。《黄帝内经》记载："北方者，天地所闭藏之地也。其地高陵居，风寒冰冽，其民乐野处而乳食，藏寒生满病，其治宜灸焫。故灸焫者，亦从北方来。"这里显然是指包括蒙古族在内的北方少数民族。可以看出，火灸疗法起源于蒙古地区，并很早就传入中原和西藏地区。灸疗是蒙古勒津医生的传统疗法，适合于游牧民族的生产方式、生活习惯及北方草原的气候特点。

蒙古勒津蒙医药成于盛唐。公元7世纪，蒙古勒津蒙医药已经形成。唐贞观十五年（641），文成公主出嫁吐蕃赞普松赞干布之时，蒙古医药随之传入西藏。这一时期，蒙古额木其（医生）的治疗实践不断深化，医疗技术水平不断提高。据史料记载，藏王松赞干布患病，蒙古医生被请进藏，与印度、阿拉伯的医生及汉医、藏医一同为藏王治病。在治疗过程中，蒙古医生嘎日诺显示了高超的医疗技术，名扬吐蕃地区。他在吐蕃编纂了不少医学著作，传播了蒙古医药文化。后来，嘎日诺的三子章其布继承父业，往返于中原、吐蕃两地，被吐蕃人誉为"朝格布曼巴"（蒙古名医）。8世纪，蒙古医药刺血疗法已经传到西藏。9—11世纪，蒙古医生积累了诸多经验，丰富了蒙古医药学理论，提高了医疗水平。

数千年来，蒙古勒津部族生活在蒙古大草原，挺立于众多蒙古部落之林。公元12世纪末，原来部落林立的蒙古草原上，逐渐形成了蒙古、塔塔儿、克烈、蔑儿乞、乃蛮等五大部落集团。《水晶念珠》明确指出，蔑儿乞部即为蒙古勒津部。

蒙古勒津蒙医药兴于元代。在元代，蒙古勒津部族仍在额尔齐斯河流域和广袤的草原上过着游牧生活。随着国内各民族之间的经济文化交流，欧亚两大洲各地之间的频繁交往，内地和国外的一些药物进入蒙古地区，蒙古草原上的特产肉苁蓉等药物也传到内地和国外，药物方剂知识得到了进一步的丰富和发展，蒙古勒津蒙医药也因此进入了一个新的发展时期。至元末，蒙古勒津蒙医药基本形成了以理论指导实践，以药物治疗为中心，兼施其他疗法的蒙医医疗体系。

蒙古勒津蒙医药盛于明清。蒙古勒津著名蒙医绰尔济·莫尔根出生于明嘉靖二十九年（1550），他在后金天命年间（1616—1626）成为努尔哈赤的御医。蒙古勒津是蒙医药之摇篮，清康熙四十一年（1702）在瑞应寺（位于今阜新蒙古族自治县佛寺镇）建立了"曼巴扎仓"（医学院），到1945年共培养了蒙医生4000余人。其中著名的蒙医800人，获"曼冉巴""道布切"高级职称的82人。

二、蒙古勒津蒙医药特点

蒙医药是蒙古族传统文化的重要载体，是我国医学的重要组成部分，也是中华民族传统医学的瑰宝。蒙古勒津蒙医药具有独特的理论体系、得天独厚的药物资源、自成体系的用药方法、科学传统的制药工艺，有助于蒙古族

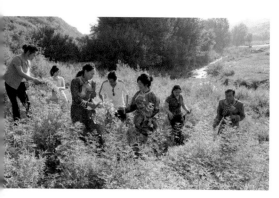

图7-39 采集阜新蒙古族自治县道地药材

及其他民族同胞疾病预防、身心保健，尤其是对于常见病、多发病、疑难病症等疗效显著。它具有以下特点：

（一）纯天然

蒙古勒津蒙医临床所需的蒙药，绝大多数是从自然界直接获取的天然药物，在药材采集、净化加工、药物炮制过程中不用化学试剂，而是使用酒、奶等辅料。目前，蒙古勒津地区拥有植物类、动物类、矿物类蒙药材690余种。

（二）用量少

成人服用蒙成药的用量是每天 1～3 次，每次 1.5～5 克。其中，汤剂一般是 3～5 克，散剂、丸剂等一般是 1.5～3 克。蒙医临床实际应用中，绝不允许一天三次使用同一种蒙成药。

（三）毒副作用小

蒙药是未经过化学特殊处理的天然药物，可避免提取剂、纯化剂、沉淀剂、赋形剂等残留物的刺激。

（四）炮制方法独特

蒙药材通常根据蒙医临床需要进行辨证炮制。例如，炮制治疗寒性疾病所需的寒水石，宜采用明煅或焖煅法；而采用奶制法炮制的寒水石，则应用于具有滋补功效的方剂中。

（五）制备工艺具有传统特色

遵照传统的手工制药方法，传承古方自主研制治疗疑难病症的蒙药。

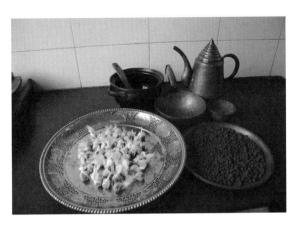

图 7-40　传统手工制药用具

三、蒙古勒津蒙医药传承人

（一）何铁明

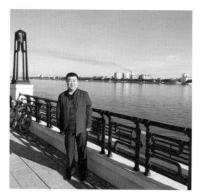

图7-41 何铁明生活照

何铁明，1964年2月生，本科学历，副主任蒙医师，辽宁省蒙医医院门诊部主任。他从事蒙医临床工作30余年，认真钻研蒙医理论，在诊病治疗中理论联系实际，为许多患者解除了病痛之苦，受到了社会各界的高度评价。

蒙医药是祖国医学的宝库，是民族医药的瑰宝。何铁明时时把学习蒙医药、掌握蒙医药、传承蒙医药当作自己的责任与义务。他先后发表了多篇学术论文，其中，《胃病治验》《蒙药治疗慢性胃炎临床体会》发表在《中国蒙医药》上，《蒙药石榴-13治疗慢性结肠炎临床观察》《蒙医药治疗脑血栓形成》发表在《中国民族医药杂志》上，《蒙医药治疗糖尿病的临床观察》等发表在《家庭心理医生》上。

2005年，他来到了内蒙古民族大学附属医院，师从传统医学博士、主任蒙医师白万福，疗术科主任、主任蒙医师孟和毕力戈。他在这里学习了一年，得到了老师们的真传，进一步提高了自己的蒙医理论水平和实践能力。他始终热爱蒙医药事业，要把蒙医药传承下去，造福子孙后代。

（二）何剑双

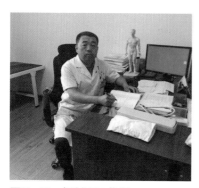

图7-42 何剑双工作照

何剑双，1967年5月生，副主任蒙医师，辽宁省蒙医医院康复科主任。何剑双母亲的爷爷辈有两位在瑞应寺出家的蒙医，所以读过私塾的母亲当初极力建议何剑双报考蒙医院校。1987年，何剑双考入内蒙古蒙医学院，开始了蒙医的学习生涯。1992年大学毕业后，何剑双怀着传承蒙医药的梦想来到阜新蒙古族自治县（简称阜蒙县）大板镇卫生院工作。后来他了解到，这里是闻名东北三省及内蒙古地区乃至全国的名老蒙医古纳、善吉米图、马宝庄等的故乡。这使他更加坚定了一生从事蒙医工作的信心。在卫生院工作期间，何剑双听说了大板民间很多老蒙医运用传统蒙医疗术妙手回春、起死回生的传奇故事，这鼓舞着他在临床实践中一直结合蒙医传统疗术防治疾病、服务百姓。

何剑双现任中国民族医药学会康复分会常务理事、内蒙古蒙医药学会康复分会常务理事。他擅长结合针灸、刺血拔罐、放血疗法、手法推拿等蒙医传统疗术治疗风湿性关节炎、颈椎病、腰椎病、面神经麻痹、面肌痉挛、带状疱疹、慢性咽炎、慢性结肠炎、失眠症、脑血栓后遗症、血管神经性头痛和三叉神经痛等，受到了广大患者及其家属的认可与好评。他先后发表了《蒙药结合疗术在临床应用体会》《蒙医刺血拔罐疗法的临床运用》《蒙药结合放血疗法治疗高血压》《蒙医四施理论结合传统疗术的运用体会》等论文。

（三）董文泉

董文泉，蒙古族，1973年11月生，在职研究生学历，副主任蒙医师，辽宁省蒙医医院脑病科主任，中国民族医药学会脑病分会常务理事，内蒙古民族医药学会脑病分会常务理事。

董文泉从事临床工作20多年来，兢兢业业、一丝不苟，潜心钻研业务，系统学习并传承蒙医药经典（《四部医典》），在临床实践中总结前人的经验，总结出治疗脑病的方剂及外治疗法。他对于脑血管疾病、高血压性脑病、失眠、高脂血症、癫痫、冠心病、肺心病、胆结石等从理论到临床诊疗上均有较系统的研究，并发表了《蒙西医结合治疗脑血栓99例临床疗效分析》《蒙药苏格木勒-3治疗失眠的临床体会》《蒙药红花清肝十三味丸治疗高脂血症》《蒙医治疗萨病（脑卒中）临床体会》等论文，参与编写了《门巴扎桑史略》《蒙古贞常用蒙药方剂》等书籍。他对脑病科常见病、多发病和疑难病的诊治也有很深的造诣，诊治过的患者遍及全国20多个省、自治区、

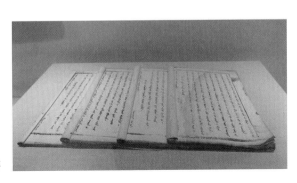

图7-43　蒙古勒津蒙医药古籍

直辖市。他在繁忙的临床工作中先后带教实习生、进修生30余名。他先后获得阜新市科学技术应用成果二等奖2项、三等奖2项，被评为阜蒙县卫生局先进工作者，被授予"阜蒙县优秀共产党员""阜蒙县拔尖人才"等荣誉称号。2017年，他获得中国民族医药协会科学技术进步二等奖。

四、蒙古勒津蒙医药发展

中华人民共和国成立后，阜新蒙古族自治县十分重视蒙医药事业的传承和发展。1952年，成立了全国第一所蒙医学校，在县域内各医院设立了蒙医科；1960年，成立了全国第一个蒙医研究所；1970年，成立了全国第一家蒙药厂；1978年，恢复了阜蒙县蒙医研究所，并成立了阜蒙县蒙医医院；1987年，整合了阜蒙县蒙医研究所、蒙医医院和蒙药厂，成立了阜蒙县蒙医药研究所；1989年，经辽宁省人民政府批准，阜蒙县蒙医药研究所升格为辽宁省阜新蒙医药研究所；1998年，阜蒙县蒙医医院晋升为二级甲等蒙医医院；2003年，阜蒙县蒙药厂改制，成立了阜新蒙药有限责任公司；2004年，阜新蒙药有限责任公司通过GMP认证；2012年，阜蒙县蒙医医院晋升为三级甲等蒙医医院；2014年，阜蒙县蒙医医院升格为辽宁省蒙医医院。

阜蒙县始终重视蒙医药事业。近年来，进一步加大了蒙医药机构基础设施建设的力度，新建了3万平方米的辽宁省蒙医医院、辽宁省阜新蒙医药研究所、蒙药制剂中心和蒙医药历史博物馆，新建了2700平方米的佛寺蒙医院，维修建设了2800平方米的阜新高等专科学校蒙医药学院教学楼。制定了相关政策，如：应用蒙医药诊疗疾病"新农合"报销比例提高10%，将蒙医适宜技术全部纳入医保、"新农合"报销范围，并在蒙医药机构人才、设备准入等方面给予政策倾斜。这些新举措促进了阜蒙县蒙医药事业快速、持续、健康发展。

阜蒙县蒙医药已成为县域经济和社会发展的支柱产业。目前，阜蒙县拥有辽宁省阜新蒙医药研究所、辽宁省蒙医医院、阜新高等专科学校蒙医药学院、蒙医药历史博物馆、蒙药制剂中心、蒙医药康复医院、蒙医医养结合老年医院；拥有阜新蒙药有限责任公司、东藏药业、民族大药房；拥有蒙医社区医院、蒙医诊所及村卫生室23所，蒙古族民族乡镇蒙医院7家，蒙古族聚居村屯卫生室167个；拥有民族医药及蒙医药社团组织4个；拥有万亩蒙中药材种植养殖基地，蒙医药康养基地。阜蒙县形成了以辽宁省蒙医医院为龙头，以乡镇医院为枢纽，以社区卫生服务站、村卫生室为结点的蒙医药服务网络；形成了融辽宁省阜新蒙医药研究所、阜新高等专科学校蒙医药学院、阜新蒙药有限责任公司等企事业单位为一体的科研、教学、文化、旅游、制药的蒙医药发展产业链。

　　实施蒙医药"走出去"战略取得了可喜的成效。阜蒙县蒙医药业始终瞄准"立足本地，面向全国，冲出亚洲，走向世界"的战略目标。多年来，已有美国、日本、韩国、印度尼西亚、马来西亚、蒙古国、乌克兰、俄罗斯等15个国家，以及我国各地的专家、学者近千人前来参观考察；有国内外患者近5万人前来辽宁省蒙医医院诊疗疾病。蒙医药业已经成为阜蒙县对外合作与交流的窗口。2009年，蒙古勒津蒙医药被列入《辽宁省第三批省级非物质文化遗产名录》。

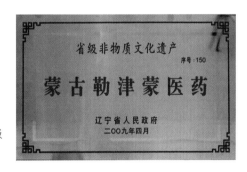

图7-44　辽宁省人民政府颁发的省级非物质文化遗产牌匾